◎ 常见病家庭食疗丛书／总主编 陈德兴

女性更年期

轻松养生 吃出健康

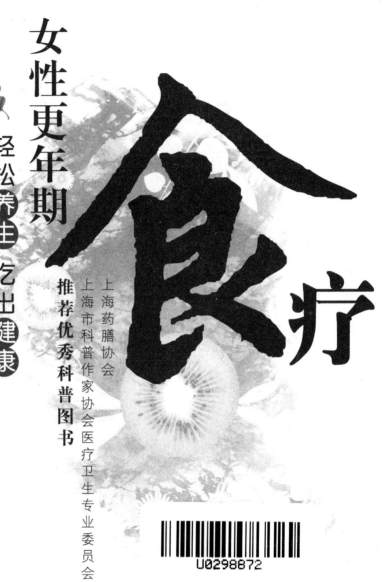

食疗

主编／庄燕鸿

上海药膳协会
上海市科普作家协会医疗卫生专业委员会
推荐优秀科普图书

U0298872

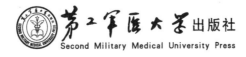

第二军医大学出版社

Second Military Medical University Press

内 容 简 介

全书分更年期食疗须知、更年期食疗宜忌、更年期综合征食疗方、更年期综合征常用谷肉蔬果药食四部分。第一部分，介绍了中医的药食同源食疗理论，辨证择食、体质食养的食疗原则；第二部分，介绍了更年期综合征的定义、更年期的生理变化及病理情况、宜用食疗及忌用食物；第三部分，介绍了更年期综合征 45 种情况相应食疗方的成分、制法、功效、应用；第四部分，介绍了年期综合征常用蔬菜水果药食的性味、营养价值、药用价值、与其他药食的配伍及常用养生验方。

全书紧扣更年期的生理特点，分析了更年期容易出现的情况及其原因，结合中医食疗理论与现代营养学知识，为更年期女性朋友提供了适宜的食疗方，对缓解更年期综合征的种种不适及食疗养生有积极意义和实用价值。

图书在版编目(CIP)数据

女性更年期食疗/庄燕鸿主编. —上海：第二军医大学出版社,2015.8

(常见病家庭食疗丛书/陈德兴主编)

ISBN 978 - 7 - 5481 - 1120 - 7

Ⅰ.①女… Ⅱ.①庄… Ⅲ.①女性－更年期－食物疗法 Ⅳ.①R247.1

中国版本图书馆 CIP 数据核字(2015)第 172559 号

出 版 人 陆小新

策划编辑 钱静庄

责任编辑 胡加飞 许 悦

女性更年期食疗

庄燕鸿 主编

第二军医大学出版社出版发行

上海市翔殷路 800 号 邮政编码：200433

发行科电话/传真：021 - 65493093

http://www.smmup.cn

全国各地新华书店经销

江苏天源印刷厂印刷

开本：787×1092 1/16 印张：13.5 字数：213 千字

2015 年 8 月第 1 版 2015 年 8 月第 1 次印刷

ISBN 978 - 7 - 5481 - 1120 - 7/R · 1855

定价：20.00 元

编 写 人 员

主　　编　庄燕鸿
副 主 编　龚其淼
编　　委（按姓氏音序排列）

　　　　　龚其淼　钱静庄　汤抗美
　　　　　徐天景　郑　健　庄燕鸿
策　　划　钱静庄

总　序

中国的食疗文化历史悠久，源远流长。远在周代就有专门管理饮食卫生的"食医"的记载。食疗已经是中国人的传统习惯。自古以来，中国人通过食疗、食养增强体质，防治疾病。同时我国也是世界上研究食疗科学最早的国家，《黄帝内经》《伤寒论》《金匮要略》《神农本草经》等经典医籍中，都非常关注饮食对健康和疾病的相关作用。此后更是不断地涌现出以饮食保健为主题的食疗著作。就在21世纪的今天，人们也依然推崇食疗，食疗是健康中的强体之道。饮食不但能使人达到果腹的目的，而且是防治疾病的有效手段。中医食疗就是用食物代替药物而使疾病得到治疗，使人体恢复健康，以达到治疗疾病的目的。有西方医学之父之称的希波克拉底在2 000多年前就知道，药物治疗不如食物治疗，食物是人类治病的最好药品，他相信人体天赋的自然免疫力是疾病真正的终结者，故有"食物是最好的药物，身体是最好的医生"之说。

唐代名医孙思邈在《千金要方》中也明确指出："安身之本必资于食，食能排邪而安脏腑，悦神爽志以资气血，若能用食平疴，释情遣疾者，可谓良工。"这足以说明食疗对健康的重要性。经过千百年的实践与积累，如今人们对食疗的作用有了更深刻的认识。人类的生存离不开饮食，人体健康所需要的各种营养素，如糖（碳水化合物）、蛋白质、脂肪、矿物质（无机盐）、维生素、水和纤维素等，都需要从饮食中获得。随着科学的发展及生活水平的提高，人类疾病谱发生了根本性变化，一些营养不良性疾病，如贫血、维生素缺乏症等日渐减少，与之相反，由于饮食结构不合理，营养过剩或不平衡导致的慢性疾病，如冠心病、高血压病、糖尿病、肥胖病、高脂血症、恶性肿瘤等却日益增多。人类疾病谱的变化向人们提出了警示：饮食和生活方式必须科学化。

对于某些冠心病、高血压病、糖尿病、肥胖病、高脂血症等患者，通过选择适当的膳食，可以起到辅助治疗甚至直接治疗疾病的作用，这就是食疗。当代食疗正走上传统理论和现代高新科技相结合的发展之路，必将对现代人类健康和生活起到日益重要的作用。

家庭食疗穿越了上下5 000年的历史。饮食疗法，一个从古至今都在谈论的话题，一个在当今社会备受关注的健康之道，成了本套丛书的宗旨。

针对当前人类疾病谱的变化，本丛书各分册将充满智慧的中医食疗和保健养生结合起来，选择癌症、心脑血管病、胃病、颈肩腰腿痛病、糖尿病、妇女更年期综合征、肛肠病等常见病患者为对象，本着博采精取、古今并蓄、安全有效、家庭实用的宗旨，以家庭饮食疗法为切入点，按照中医辨证施膳、辨病择食、体质食养的要求，将上述常见病的食疗验方系统归类。根据编者多年从事中医临床与防病保健工作的实践体会，介绍相关宜忌，联系实际，结合临床，以通俗易懂的形式，方便读者学以致用。本丛书既可以为患者所用，也可以为健康人所用，更可为广大家庭在食疗实践中参考之用。阅读并使用本丛书将有助于提高人们的家庭保健意识和健康素质，并对相关患者巩固疗效和促进康复起到一定的积极作用。

本丛书在各分册主编与编委、第二军医大学出版社领导和编辑的支持下，使编写工作得以正常推进，最终顺利出版。在此，谨向他们表示衷心的感谢。由于作者水平有限，加之成书仓促，书中纰缪之处在所难免，敬希读者赐教。

陈德兴

2015 年 3 月

前　言

更年期——我们都要迎接的那个"秋天"

那一年，我们大学毕业后的第 12 个年头，来自全国各地乃至大洋彼岸的同学第一次开同学会，在这激情燃烧的日子，大家相聚在西子湖畔，无比的喜悦洋溢在脸上，举杯痛饮，大声欢唱，踌躇满志，畅谈未来，有太多的话不知道怎样去表达，但是有一句话大家都赞同，那就是我们不要再过 12 年再开同学会，因为 12 年太久，并且再过 12 年我们就会进入更年期，我们不想"更年期综合征"扰乱我们的日子。人生苦短，冬去春来，岁月如梭，转眼间 12 年早已过去，不管我们想不想迎接更年期，更年期还是如期而至了。如今，大家都事业有成，生活稳定，子女也已经长大成人。回过头去，看看走过的人生历程，曾经的岁月里，我们关注的可能都是与健康相去甚远的东西，事业、工作、金钱、地位、车子、房子，在意的是"飞得高不高"，而现在不知不觉到了"知天命"的时候了，我们不应该关注一下自己的身体吗？关注一下亲友的健康吗？我们究竟应该以怎样的身体去迎接人生的后 50 年呢？怎样合理地安排好更年期这一"多事之秋"，善待我们的生命呢？爱读书的你，是我的同龄，是我的朋友，我不再关注你飞得多高，飞了多远了，我只想关心你的身体，身体好一切都好，希望大家在更年期安然无恙，在人生的"秋天"里一起看红叶，一起赏明月，一起观海潮，一起望落霞。秋天很美，人生的"秋天"也应该是美好的，让你我能感觉到平实的心态，听到爽朗的笑声，看见矫健的身影，更期待再过 20 年大家一样可以开同学会，一样可以乐山乐水。

我想写本关于更年期女性食疗的书，在"知天命"的时候，关注一下吃的问题，让食物的气味和合更年期的身体，不但要吃得津津有味，而且要吃得健健康康，神清气爽。

本书的第一、二、三章由庄燕鸿编写，第四章由龚其淼编写。由于编撰时间有限，本书内容质量等仍有可提高的空间，希望朋友们多提宝贵意见。

编者

2015 年 5 月

目　录

第一章　更年期食疗须知 …………………………………………… 1

一、药食同源 ……………………………………………………… 3

（一）食材选用须守规范 …………………………………… 3

（二）食疗要领气味和合 …………………………………… 4

二、辨证择食 ……………………………………………………… 10

（一）更年期证候分析 ……………………………………… 11

（二）不同证候的食疗方 …………………………………… 12

三、体质食养 ……………………………………………………… 22

（一）体质理论与健康关系 ………………………………… 22

（二）病理体质的食养调理 ………………………………… 23

第二章　更年期食疗宜忌 …………………………………………… 25

一、更年期综合征的定义 ………………………………………… 27

（一）何谓更年期 …………………………………………… 27

（二）更年期出现的种种不适——更年期综合征 ………… 27

（三）更年期综合征表现与性激素水平的关系 …………… 28

（四）更年期综合征的常见症状 …………………………… 29

（五）更年期症状的鉴别 …………………………………… 29

（六）更年期出现情况该怎么办 …………………………… 30

二、更年期综合征宜用食物 ……………………………………… 31

（一）增加蛋白质类食品 …………………………………… 31

（二）适量摄取糖类 ………………………………………… 31

（三）补充含维生素类食物 ………………………………… 31

（四）补充钙类食物 ………………………………………… 31

（五）多吃富含欧米伽三脂肪酸的食物 …………………… 31

三、更年期综合征忌用食物 ……………………………………… 31

（一）高胆固醇食物 ………………………………………… 31

（二）高脂肪食物 ……………………………… 31

（三）高糖食物 …………………………………… 32

（四）腌制品 ……………………………………… 32

（五）烟 …………………………………………… 32

（六）烈性酒 ……………………………………… 32

（七）浓咖啡 ……………………………………… 33

第三章　更年期综合征食疗方 …………………… 35

一、痛经 …………………………………………… 37

二、崩漏（功能性子宫出血） …………………… 39

三、月经过多 ……………………………………… 41

四、月经过少 ……………………………………… 42

五、月经后期 ……………………………………… 44

六、月经先期 ……………………………………… 45

七、月经先后不定期 ……………………………… 48

八、闭经 …………………………………………… 49

九、带下 …………………………………………… 51

十、阴痒 …………………………………………… 53

十一、老年性阴道炎 ……………………………… 55

十二、子宫脱垂 …………………………………… 57

十三、慢性盆腔炎 ………………………………… 59

十四、皮肤瘙痒 …………………………………… 61

十五、面部色斑 …………………………………… 63

十六、面部痤疮 …………………………………… 65

十七、潮热 ………………………………………… 68

十八、汗出异常 …………………………………… 69

十九、悲伤 ………………………………………… 72

二十、胆怯 ………………………………………… 73

二十一、烦躁 ……………………………………… 74

二十二、抑郁 ……………………………………… 78

二十三、头胀头痛 ………………………………… 80

二十四、头晕 ……………………………………… 81

二十五、口干 ……………………………………… 83

二十六、咽痛上火 ………………………………… 84

二十七、便秘 …………………………………… 86

二十八、梅核气 ………………………………… 92

二十九、胸闷心悸 ……………………………… 93

三十、气短乏力 ………………………………… 96

三十一、健忘 …………………………………… 98

三十二、失眠 …………………………………… 100

三十三、耳鸣 …………………………………… 102

三十四、骨质疏松 ……………………………… 106

三十五、腰酸 …………………………………… 110

三十六、膝痛 …………………………………… 113

三十七、足跟痛 ………………………………… 115

三十八、水肿 …………………………………… 117

三十九、尿频 …………………………………… 120

四十、脱发 ……………………………………… 123

四十一、肥胖 …………………………………… 126

四十二、口腔溃疡 ……………………………… 128

四十三、血压偏高 ……………………………… 130

四十四、血脂偏高 ……………………………… 132

四十五、血糖偏高 ……………………………… 135

第四章　更年期综合征常用谷肉蔬果药食 …… 139

一、蔬菜类 ……………………………………… 141

（一）莲藕 ……………………………………… 141

（二）番茄 ……………………………………… 141

（三）油菜 ……………………………………… 142

（四）菠菜 ……………………………………… 143

（五）芹菜 ……………………………………… 144

（六）茄子 ……………………………………… 144

（七）丝瓜 ……………………………………… 145

（八）竹笋 ……………………………………… 146

（九）苋菜 ……………………………………… 148

（十）莴苣 ……………………………………… 149

（十一）香菇 …………………………………… 150

（十二）蘑菇 …………………………………… 151

（十三）花菜 ……………………………………………… 152

（十四）土豆 ……………………………………………… 152

二、水果类 …………………………………………………… 153

（一）香蕉 ………………………………………………… 153

（二）橙子 ………………………………………………… 154

（三）苹果 ………………………………………………… 155

（四）梨 …………………………………………………… 157

（五）西瓜 ………………………………………………… 158

（六）柑橘 ………………………………………………… 159

（七）枇杷 ………………………………………………… 160

（八）红枣 ………………………………………………… 161

（九）花生 ………………………………………………… 162

（十）葵花籽 ……………………………………………… 163

（十一）核桃 ……………………………………………… 164

（十二）板栗 ……………………………………………… 165

（十三）莲子 ……………………………………………… 166

（十四）芡实 ……………………………………………… 167

（十五）龙眼肉 …………………………………………… 168

（十六）荔枝干 …………………………………………… 169

（十七）枸杞子 …………………………………………… 169

三、谷物及豆类 ……………………………………………… 170

（一）粳米 ………………………………………………… 170

（二）糯米 ………………………………………………… 171

（三）薏苡仁 ……………………………………………… 172

（四）小米 ………………………………………………… 173

（五）小麦 ………………………………………………… 174

（六）蚕豆 ………………………………………………… 175

（七）豌豆 ………………………………………………… 176

（八）黑豆 ………………………………………………… 177

（九）黄豆 ………………………………………………… 179

（十）赤豆 ………………………………………………… 180

四、肉禽蛋类 ………………………………………………… 180

（一）猪肉 ………………………………………………… 180

（二）猪蹄 ………………………………………………… 181

（三）牛肉 …………………………………… 182

（四）羊肉 …………………………………… 183

（五）鸡肉 …………………………………… 184

（六）鸭肉 …………………………………… 185

（七）鸽子 …………………………………… 187

（八）鸡蛋 …………………………………… 188

五、水产海鲜类 ………………………………… 189

（一）鲤鱼 …………………………………… 189

（二）青鱼 …………………………………… 190

（三）黑鱼 …………………………………… 191

（四）黄鱼 …………………………………… 192

（五）鳖肉 …………………………………… 193

（六）虾 ……………………………………… 194

（七）带鱼 …………………………………… 195

（八）鱿鱼 …………………………………… 195

（九）牡蛎 …………………………………… 196

（十）蛤蜊 …………………………………… 197

（十一）干贝 ………………………………… 198

（十二）海带 ………………………………… 199

（十三）紫菜 ………………………………… 200

（十四）淡菜 ………………………………… 201

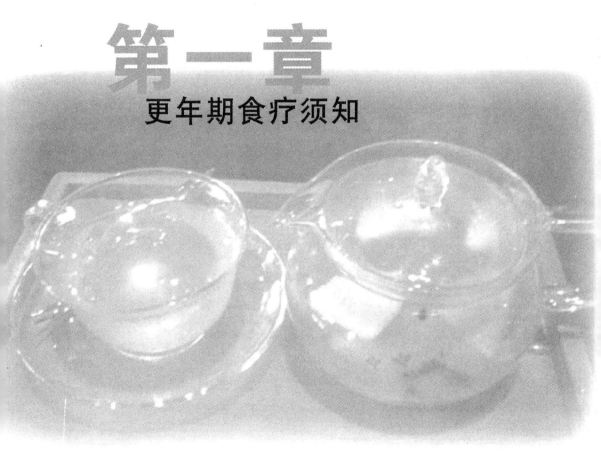

第一章
更年期食疗须知

一日三餐，每天都与吃打交道，听到的多是"吃什么"，却很少想到"怎么吃"。有朋友问，更年期怎么吃？要回答这个问题，首先要对食物的性味、功效，更年期的生理病理特点，以及我们的体质情况有一个大概的了解，在这个基础上再来谈谈我们的食疗问题，这样才能够更好地进行食疗食养，理解食疗的意义所在。如果走流行路线，人家吃什么你也跟着吃什么，那么很有可能吃出问题来，非但起不到食疗的作用，还会吃出疾病来。

一、药食同源

药食同源是说在远古时代中药与食物是同时起源的。《淮南子·修务训》中提到："神农尝百草之滋味，水泉之甘苦，令民知所避就。当此之时，一日而遇七十毒。"许多用来裹腹的食物也同样是药物，而用于治疗疾病的药物又同样能够充饥，两者之间很难区分。随着经验的积累，食与药开始分化，食疗与药疗也逐渐区分。但这种区分只是相对关系，很难截然分开。就如《内经》所言，"大毒治病，十去其六；常毒治病，十去其七；小毒治病，十去其八；无毒治病，十去其九；谷肉果菜，食养尽之，无使过之，伤其正也"，食物与药物的区别，在于"毒性"的大小，也就是说，中药药效强，用药正确时，效果突出；用药不当时，容易出现较明显的副作用。而食物的药性不突出，若用得不当，一般也不会立刻显示其毒副作用。但是，民以食为天，食物虽然药性不明显，但日积月累之后，食物对人的影响就会变得很明显了，用得对路且恰如其分，就会在不知不觉中起到意想不到的疗养效果，如果用得不当或者过了头，也会产生明显的副作用而影响人体的健康。

（一）食材选用须守规范

为了保障人民的健康安全，进一步规范保健食品原料管理，卫生部公布了《关于进一步规范保健食品原料管理的通知》，对药食同源物品、可用于保健食品的物品和保健食品禁用物品做出具体规定，三类物品名单如下：

药食同源（既是食品又是药品）的物品名单有丁香、八角、刀豆、小茴香、小蓟、山药、山楂、马齿苋、乌梢蛇、乌梅、木瓜、火麻仁、代代花、玉竹、甘草、白芷、白果、白扁豆、白扁豆花、龙眼肉（桂圆）、决明子、百合、肉豆蔻、肉桂、余甘子、佛手、杏仁（甜、苦）、沙棘、牡蛎、芡实、花椒、赤豆、阿胶、鸡内金、麦芽、昆布、枣（大枣、酸枣、黑枣）、罗汉果、郁李仁、金银花、青果、鱼腥草、姜（生姜、干姜）、枳椇子、枸杞子、栀子、砂仁、胖大海、茯苓、香橼、香薷、桃仁、桑叶、桑椹、桔红、桔梗、益智仁、荷叶、莱菔子、莲子、高良姜、淡竹叶、淡豆豉、菊花、菊苣、黄芥子、黄精、紫苏、紫苏籽、葛根、黑芝麻、黑胡椒、槐米、槐花、蒲公英、蜂蜜、榧子、酸枣仁、鲜白茅根、鲜芦根、蝮蛇、橘皮、薄荷、薏苡仁、薤白、覆盆子、藿香等。

可用于保健食品的物品名单有人参、人参叶、人参果、三七、土茯苓、大蓟、女贞子、山茱萸、川牛膝、川贝母、川芎、马鹿胎、马鹿茸、马鹿骨、丹参、五加皮、五味子、升麻、天门冬、天麻、太子参、巴戟天、木香、木贼、牛蒡子、牛蒡根、车前子、车前草、北沙参、平贝母、玄参、生地黄、白及、白术、白芍、白豆蔻、石决明、石斛(需提供可使用证明)、地骨皮、当归、竹茹、红花、红景天、西洋参、吴茱萸、怀牛膝、杜仲、杜仲叶、沙苑子、牡丹皮、芦荟、苍术、补骨脂、诃子、赤芍、远志、麦门冬、龟甲、佩兰、侧柏叶、制大黄、制何首乌、刺五加、刺玫果、泽兰、泽泻、玫瑰花、玫瑰茄、知母、罗布麻、苦丁茶、金荞麦、金樱子、青皮、厚朴、厚朴花、姜黄、枳壳、枳实、柏子仁、珍珠、绞股蓝、胡芦巴、茜草、荜茇、韭菜子、首乌藤、香附、骨碎补、党参、桑白皮、桑枝、浙贝母、益母草、积雪草、淫羊藿、菟丝子、野菊花、银杏叶、黄芪、湖北贝母、番泻叶、蛤蚧、越橘、槐实、蒲黄、蒺藜、蜂胶、酸角、墨旱莲、熟大黄、熟地黄、鳖甲等。

保健食品禁用物品名单有八角莲、八里麻、千金子、土青木香、山莨菪、川乌、广防己、马钱子、六角莲、天仙子、巴豆、水银、长春花、甘遂、生天南星、生半夏、生白附子、生狼毒、白降丹、石蒜、关木通、农吉痢、夹竹桃、朱砂、米壳(罂粟壳)、红升丹、赤豆杉、红茴香、红粉、羊角拗、羊踯躅、丽江山慈姑、京大戟、昆明山海棠、河豚、闹羊花、青娘虫、鱼藤、洋地黄、洋金花、牵牛子、砒石(白砒、红砒、砒霜)、草乌、香加皮(杠柳皮)、骆驼蓬、鬼臼、莽草、铁棒槌、铃兰、雪上一枝蒿、黄花夹竹桃、斑蝥、硫黄、雄黄、雷公藤、颠茄、藜芦、蟾酥等。

由此可见,要进行食疗一定得具备一些食物、药物常识,以及了解每一种食品、药品的功效及副作用。

(二)食疗要领气味和合

古代医药家认为,药食都有"四气""五味"。可以用来分析食物、药物的作用特性。具体来说,四气是指食物、药物所具有的寒、热、温、凉的不同特性,是从食物、药物作用于人体发生的反应归纳出来的。五味是指食物、药物所具有的酸、甘、辛、苦、咸等不同的滋味,它主要是由味觉器官辨别出来,或是根据临床治疗中反映出来的效果而确定的。

四气中,寒凉和温热是对立的两种特性;寒和凉之间、热和温之间,是程度上的不同,也就是说性质相同,但在程度上有差别,温次于热、凉次于寒。性质寒凉的,大多具有清热、泻火、解毒等作用,常用来治疗热性病症。性质温热的,大多具有温中、助阳、散寒等作用,常用来治疗寒性病症。中医熟悉了各种食物、药物的特性,就可以根据"疗寒以热药、疗热以寒药"和"热者寒之、寒者热之"的治疗原则,针对病情适当选择食物、药物。例如,感受风寒、怕冷发热、流清涕、小便清长、舌苔白,这是寒的症状,这时可以用辛温的紫苏或生姜煎水饮服;夏天天气炎热,口干口渴,小便黄色,舌苔发黄,甚至有发热情况,这就是热的症状,这时可以用性质寒凉的金银花、蒲公英、西瓜翠衣等来治疗。除寒、热、温、凉四种性质之外,还有一部分药物、食物寒热作用不明显,性质平和,称之为平性。由于平性的作用没有寒凉或温热来得显著,所以在实际上虽有寒、热、温、凉、平五气,而在习惯上仍叫做四气。平性的药物,因为它作用缓和,一般说来,不论是寒性或热性的病症,都可配合应用。

五味是最基本的五种滋味——辛、甘、酸、苦、咸,此外,还有淡味、涩味,所以实际上不止五种,但是常以五味统之。不同的味有不同的作用,《珍珠囊》中说:"辛主散、酸主收、甘主缓,苦主坚、咸主软;辛能散结润燥、致津液、通气,酸能收缓敛散,甘能缓急调中,苦能燥湿坚软,咸能软坚,淡能利窍。"味相同的药物,其作用也有相近或共同之处。至于其阴阳属性,则辛、甘、淡属阳,酸、苦、咸属阴。综合历代医家的经验,论述如下:

辛:有发散、行气、行血作用。一般治疗表证的药物,如生姜、薄荷,或治疗气血阻滞的药物,如木香、红花等,都有辛味。某些补养的药物,也有辛味。中医还认为,辛入肺。现代研究发现,味辛的多含挥发油。

甘:中医认为,甘入脾。有补益、和中、缓急等作用,多质润而善于润燥。一般用于治疗虚证的滋补强壮药,味多甘甜,如党参、熟地、大枣等;有缓急解痉作用,能调和药性的食物、药物,也常呈甜味,如饴糖、甘草等。现代研究也认为味甘的多含糖类,甜味的糖可以补充热量,解除疲劳,调胃解毒。

酸:中医讲"酸生肝",有收敛、固涩作用。一般具有酸味的食物、药物多用于治疗虚汗、泄泻等症状,如山茱萸、五味子能涩精敛汗,乌梅能涩肠止泻。现代研究发现,味酸的多含有机酸,酸味食物有增强消化功能和保护肝脏的作用,常吃不仅可以助消化,杀灭胃肠道内的病菌,还有防感冒、降血压、软化血管之功效。

苦：中医认为"苦生心""苦味入心"，苦味之品有泄和燥的作用。泄的含义甚广。有指通泄的，如大黄，适用于热结便秘；有指降泄的，如杏仁，适用于肺气上逆的喘咳；有指清泄的，如莲子芯，适用于热盛心烦等症。至于燥，则用于湿证。湿证有寒湿、湿热的不同，温性的苦味药如苍术适用于前者；寒性的苦味药如黄连适用于后者。此外，前人的经验，认为苦还有坚阴的作用，如黄柏、知母用于肾阴虚亏而相火亢盛的痿病，即具有泻火存阴（坚阴）的意义。古有良药苦口之说，现代研究认为，味苦的药物可能含生物碱，有药理作用。

咸：中医认为"咸入肾"，有软坚、散结或泻下等作用。所以一般能消散结块的药物和一部分泻下通便的药物，带有咸味。如瓦楞子软坚散结，芒硝有泻下作用。

淡：有渗湿、利尿作用。一般能够渗利水湿、通利小便的食物、药物，大多数是淡味，如茯苓等。

涩：与酸味药的作用相似。有收敛止汗、固精、止泻及止血等作用。多用以治疗虚汗、泄泻、尿频、精滑、出血等症，如龙骨、牡蛎涩精，赤石脂、石榴皮能涩肠止泻。

由于淡味，没有特殊的滋味，所以一般将它和甘味并列，称"淡附于甘"；涩味的作用和酸味的作用相同，常常酸涩合称，因此，虽然有七种滋味，但习惯上仍称"五味"。

气和味的关系是非常密切的，每一种食物、药物既具有一定的气，又具有一定的味。由于气有气的作用，味有味的作用，必须将气和味的作用综合起来看待。例如，紫苏性味辛温，辛能发散，温能散寒，所以可知紫苏的主要作用是发散风寒；芦根性味甘寒，甘能生津，寒能清热，所以可知芦根的主要作用是清热生津。

一般来说，性味相同的食物、药物，功效相近；性味不同的药物、食物，功效不同；性同味不同或味同性不同的食物、药物在功效上也有共同之处和不同之点。例如，同样是寒性药，若味不相同，或为苦寒，或为辛寒，其作用就有所差异，如黄连苦寒，可以清热燥湿，浮萍辛寒，可以疏解风热；同样是甘味药，但气有所不同，或为甘温，或为甘寒，其作用也不一样，如黄芪甘温可以补气，芦根甘寒能清热生津。所以，在辨识食物、药物的特性时，不能把气与味孤立起来。因为无论是药物还是食物，既有气又有味，气和味的不同组合形成了作用的千差万别。

用四气五味理论探索药物的作用机制，指导临床用药，是中医中药的一大特色。但是四气五味并不是仅仅用于阐释中药的，其实食物和药物之间，在中医看来，并没有绝对的界限。药有四气五味，食也有四气五味，当然，较之药物，食物的性比较和平，但仍然有寒热温凉的区别，食物所呈现的不同滋味，除了满足口感的需要，同样对人体有各种生理作用。如辣椒辛辣，性温，有发散、温里散寒等作用；食醋，味酸，有收敛、固涩作用。所以从这个意义上说，食物实际上对人们的健康有着不可估量的潜在影响。

各种糖、蜂蜜，水果，甜点，干果味甜入脾。可补养气血，补充热量，解除疲劳，调胃解毒。如运动前适量吃些甜食可满足人体运动时所需的一定量的能量供应，过于疲劳与饥饿时吃些甜食，其中糖可比一般食物更快地被血液吸收，迅速补充体能；头晕恶心时，饮糖分高的水，可提高血糖，增强抗病能力。糖尿病患者，由于过分控制糖分摄取而出现低血糖导致的休克症状时，饮糖水或其他甜性饮料，可使患者度过危机。

各类酸味食物及食醋，味酸入肝。有增强消化功能和保护肝脏的作用，常吃不仅可以助消化，杀灭胃肠道内的病菌，还有防感冒、降血压、软化血管之功效。如番茄、山楂、橙子制品，均富含维生素 C，可防癌、抗衰老，防治动脉硬化。

各种苦味食材与饮品，味苦入心，具有清火败毒、除湿作用。如苦瓜能清湿热，除烦热。心烦口苦口腻者，食之有效。在湿热较盛的季节，吃点苦味，还是很有好处的，如莲子芯、苦丁茶、苦瓜均有清热降火作用。

各种辛辣的食材、调味品、食品，如葱、蒜、姜、辣椒、香菜、胡椒粉等，味辛入肺，有发汗、理气之功效。能刺激味蕾，增进食欲，振奋精神，可发散风寒，预防感冒，能保护血管、疏通经络。

各类酱菜及盐、酱油等咸味调味品：味咸入肾。如盐是人类生存的不可缺少的物质，有调节人体细胞和血液渗透、保持正常代谢的功效。呕吐、腹泻、大汗之后宜喝适量淡盐水，以保持正常代谢，防止脱水，并有利于肠胃功能的恢复。早上喝淡盐水有通便作用等。

以上从食物的四气五味及对人体健康的作用特点简单介绍了食物对人体有利的一面。其实，早在《黄帝内经》这本经典著作中，就多次提到了五味的生理作用，如《素问六节脏象论》中说："天食人以五气，地食人以五味，五气入鼻，藏于心肺，上使无色修明，音声能彰，五味入口，藏于肠胃，味有所藏,以养五气,气和而生,津液相成,神乃自生",这段经文指出了人类生存的基本条件。这里的五味泛指一切饮食物,从中可知,饮食五味与健康的密切关系。五味适宜,健康少病,五味失宜,疾病不断。五味的得失宜忌应当引起我们的高度重视。

根据五味和合的原则,每一种味都有其他味不可替代的作用特点,缺少了就会导致营养的不全面,导致脏气偏衰。但五味偏嗜,五味太过,就会导致脏气偏盛,不可避免地会出现有损于健康的不良后果,正如《素问·至真要大论》中说:"五味入胃,各归其所喜攻,酸先入肝,苦先入心,甘先入脾,辛先入肺,咸先入肾。久而增气,物化之常也。气增而久,夭之由也",这段经文的意思指出,五味各自有其亲和的脏器,能增强脏气,这是在五味适宜的前提下物质气化规律的正常表现,但是如果五味偏嗜,脏气就会偏胜,脏气偏盛日久就会发生疾病,如《素问·五藏生成篇》指出:"多食咸,则脉凝泣而变色;多食苦,则皮槁而毛拔;多食辛,则筋急而爪枯;则肉胝皱而唇揭;多食甘,则骨痛而发落。"所以饮食偏嗜、五味太过是导致疾病的原因。又如,《素问·奇病论》中说"有病口甘者……此肥美之所发也,此人必数食甘美而多肥也,肥者令人内热,甘者令人中满",指出经常食甘美而多肥之品,会产生内热,出现腹胀、口中甜腻等情况。因为甜食很容易产生痰湿,用今天的话来讲,甜食热量高,容易引起热量过剩,脂肪堆积,影响代谢和脏腑机能,所以容易使人患肥胖症、脂肪肝,引起动脉硬化、糖尿病和心脑血管疾病。同样的道理,辛、酸、苦、咸太过,也会导致疾病。以下就五味对人体的不良影响作一些介绍。

甘:中医认为,甘者令人肥满、酿湿生痰。甜食含热量高,常吃甜食尤其是饱餐以后甜食过多,会导致热量过剩,容易使人体重增加,患肥胖症,并引起动脉硬化、心脑血管疾病。过多的糖会影响胰岛素分泌,易诱发糖尿病,糖尿病患者如不能很好控制甜食,会使病情加重。睡前、饭前,将甜食当作每日的常规食品,可导致牙病、食欲下降。吃药时吃糖尤其是红糖,会使药液中的一些有效成分凝固、变性,降解某些药物的有效成分,可以干扰微量元素和维生素的吸收,从而影响疗效,甚至危害健康;有些药必须利用苦味来刺激消化腺的分泌,才能发挥出疗效,若加糖则失去了这种作用,也达不到治疗效果。如马钱子极苦,加糖就会降低药效。因此,糖尿病、肥胖病、心血管疾病等的患者宜少食甜食,服药时候最好不要用食糖矫味。

酸:中医认为,酸会损骨伤齿。醋由于能软化骨骼和脱钙,破坏钙元素在人体内的动态平衡,长期喝醋会腐蚀牙齿,使之脱钙,会促发和加重骨质疏松症,使受伤肢体酸软、疼痛加剧,骨折迟迟不能愈合。所以喝醋时应用水稀释后,用吸管吸,喝后用水漱口。老年人在骨折治疗和康复期间应避免吃醋;酸会刺激损伤胃黏膜,胃酸过多的人,不宜喝醋,特别是有消化道溃疡的人不宜喝醋。因为醋不仅会腐蚀胃肠黏膜而加重溃疡病的发展,而且醋本身有丰富的有机酸,能使消化器官分泌大量消化液,从而加大胃酸的消化作用,使胃酸增多、溃疡加重。嗜食酸味食物容易造成体内酸性环境,容易产生疲劳的感觉,长期食用还会影响大脑神经系统的功能,引起记忆力减退,思维能力下降。特别对于患有慢性肾脏疾病者,甚至会加重酸中毒。正在服用某些西药者不宜吃醋,因为醋酸能改变人体内局部环境的酸碱度,从而使某些药物不能发挥作用,磺胺类药物在酸性环境中易在肾脏形成结晶,损害肾小管,因此服此类药物时不宜吃醋。正在服碳酸氢钠、氧化镁、胃舒平等碱性药时,不宜吃醋,因醋酸可中和碱性药,而使其失效。使用庆大霉素、卡那霉素、链霉素、红霉素等抗菌素药物时,不宜吃醋,因这些抗菌素在酸性环境中作用会降低,影响药效。服"解表发汗"的中药时也不宜吃醋,因醋有收敛之性,当解表发汗中药与之配合时,醋会促进人体汗孔的收缩,还会破坏中药中的生物碱等有效成分,从而干扰中药的发汗解表作用。另外,一些对醋有不适应者应谨慎食用,如有些人对醋过敏,会导致身体出现过敏而发生皮疹、瘙痒、水肿、哮喘等症状;患低血压的患者食醋后会导致血压降低而出现头痛头昏、全身疲软等不良反应。

　　苦:中医认为,苦寒伤胃。少量食用苦味食物有开胃作用,大量食用则会损伤脾胃的功能,引起食欲不振、呕吐、腹泻、消化不良。有一位朋友,因患心脏病去某一医生处诊治,医生好用黄连,在所开方药中,黄连必备,而且剂量很大,持续服用两年,在此过程中,心脏病渐渐好转,但胃病却越来越严重,问及其他病友,情况与他相仿。

　　辣:嗜辣上火,辛辣食物具有很强的发散作用,嗜食辛辣使人耗气伤津,容易引起大便秘结。大便秘结不通,则热毒不能排出,更容易"上火",发生口舌生疮等现象,也容易引起痔疮的发生和加重痔疮,而且还会导致急、慢性胃病或者溃疡病。临床上由于偏嗜辣味,导致胃炎、便秘、痔疮等疾病的患者实在不属少数。

　　咸:嗜咸伤肾,喜食咸食可引起高血压病、肾脏疾病和心脑血管病。过咸食物伤胃,因为过量的高盐食物会使胃内容物渗透压增高,高盐食物还能抑制前列腺素 E 的合成，而前列腺素 E 能提高胃黏膜抵抗力。这样就使胃黏膜易受损害而产生胃炎或溃疡。动物实验表明，当给大白鼠喂 12％～20％浓度的食盐水后，鼠的胃黏膜发生了广泛弥漫性充血、水肿、糜烂、出血和坏死，是胃癌发病的高危因素之一。英国和日本科学家研究发现，爱吃过咸食物的人患胃癌的危险是其他人的两倍。因为高盐及盐渍食物中含有大量的硝酸盐，容易形成具有极强致癌作用的亚硝酸胺。因此人们进食宜清淡，每日摄入的食盐量应控制在 5～6 克，最多不能超过 8 克。

从以上可知，偏嗜某些性味，或者调配不当，也会对人体产生负面影响，甚至是一些比较严重的后果。为了使脏腑功能和谐，气血调和，阴阳平衡，五味应调配适宜。那么，怎样才算适宜呢？这要从脏腑的具体生理病理情况和五味的作用特点进行综合考虑。《素问·脏气法时论》有说："肝色青，宜食甘，粳米、牛肉、枣、葵皆甘；心色赤，宜食酸，小豆、犬肉、李、韭皆酸；肺色白，宜食苦，麦、羊肉、杏、薤皆苦；脾色黄，宜食咸，大豆、栗皆咸；肾色黑，宜食辛，黄黍、鸡肉、桃、葱皆辛"。就五味与五脏的相宜情况，提出相应的具体的食物。以肝色青为例，因为肝气太过，容易克罚脾土，当先实脾，所以宜食甜，以甘味壮实脾土，体现了未病先防、有病防变的思想。

总之，四气、五味既是中医药学的重要组成部分，更是食疗组方的重要依据，四气、五味在食疗中占据非常重要的位置，在食物的使用上，一定要清楚这一点。《内经》中说："五谷为养，五果为助，五畜为益，五菜为充，气味合而服之，以补精益气"。各种蔬菜、水果、肉食类，都能补益精气，但是气味的和合，又不可不知。任意择食，不懂辛味，不知和合之重要，必将影响身体健康。我们的祖先早在几千年前就重视并强调了这一点，这是多么值得骄傲的事。今天，物质生活越来越丰富多彩，食品的种类也越来越多，我们如何牢记古人的遗训，并将这一传统继承发扬呢？我想，根据生理病理情况，和合四气五味仍然是重要法度。

二、辨证择食

中医治疗疾病的最大优势在于辨证论治。证是中医学中一个特有的概念，是对机体在疾病发展过程中某一阶段病理反映的概括，证包括病变的部位、原因、性质以及邪正关系，反映这一阶段病理变化的本质。因此，证比临床表现（症状）更全面、更深刻、更正确地揭示疾病的本质。而辨证论治，就是医生应用望闻问切的手段收集病情资料，根据中医学认识人体生理病理的原理,对患者错综复杂的病理信息,进行辨识、分析、综合,辨清疾病的病因、性质、部位以及邪正之间的关系,概括、判断为某种性质的证,然后确定相应的治疗方法的过程。所以辨证论治实际上包括辨证和论治两个过程。这两个过程是诊治疾病过程中相互联系不可分离的两部分。辨证是决定治疗的前提和依据,论治是治疗的手段和方法。通过论治的效果可以检验辨证的正确与否。所以辨证论治是中医认识疾病和解决疾病的过程,是指导中医临床工作的基本原则,显示出中医论治疾病的特色。中医无论采取哪一种治疗手段,都应该贯彻辨证论治的思想,因此在选择食物进行调养也应该在辨证的前提下进行,即所谓辨证择食。

(一)更年期证候分析

人在更年期阶段都有哪些证候呢?这是一个很难回答的问题。笼统地说,有虚证也有实证,还有虚实夹杂的;有热证也有寒证,还有寒热错杂的;有里证也有表证,还有表里同病的。若是进一步用阴阳加以高度概括,可以说既有阴证,又有阳证,还有阴阳交杂的复杂证候。

简单的证候容易辨别,比如单纯的气虚、血虚证候,当我们熟悉这些证的临床表现后就可以对号入座了,复杂的证候比如那些寒热错杂的、虚实夹杂的就很难辨别,必须要具备专门知识的专业工作者才能辨别清楚。

在更年期这一阶段,每个人的临床表现各不相同,有人烦躁不安,心情焦虑,动则发火,烘热汗出;有人腰膝冷痛,畏寒怕冷,精神疲惫,四肢乏力;有人口干舌燥,大便干结,皮肤干裂;有人腹胀纳呆,身体困重,大便溏薄……这些不同的表现,说明每个人所反映的证是不一样的,有的人心肝火旺;有的人肾阳不足;有的人津液亏少;有的人脾虚湿困……证候不同,调治的方法就应该不同,如果进行食疗就应该选择性地应用,否则根本就起不到作用。

《内经》中多次指出:"寒者热之,热者寒之""温者清之,清者温之""湿者燥之,燥者润之",《宣明五气篇》指出了五味所禁,曰"辛走气,气病无多食辛;咸走血,血病无多食咸;苦走骨,骨病无多食苦;甘走肉,肉病无多食甘;酸走筋,筋病无多食酸,是谓五禁,五令多食"。食物有不同的性味及功用,有它的适用性。就禽肉而言,羊肉甘温无毒,可补虚劳、益肾气、助元阳、祛寒冷、温补气血、补益产妇,肾虚腰疼、阳痿精衰、形瘦怕冷、病后虚寒、产妇产后虚弱者适宜,暑热天或发热患者慎食之,水肿、骨蒸、疟疾、外感、牙痛及一切热性病症者禁食;鸭肉甘凉无毒,可滋阴、补虚、养胃、利水,低热盗汗、病后阴虚、食少便干、水肿尿少者适宜食用,素体虚寒、腹泻便溏、寒性痛经之人忌食。就果蔬而言,冬瓜甘微寒,可利尿清热、生津解毒,烦渴尿黄者适宜,脾胃虚寒者不宜;生姜辛温,可散寒解表、化痰止咳,胃寒痰多者适宜,阴虚实热证者慎用;西瓜甘寒,可清热除烦、利尿解暑,暑热烦渴、口干尿者适宜,中寒多湿、大便溏泄、病后产后者忌用;柿子甘凉,可清热润肺、生津解毒,咳嗽痰少,口燥便干者适用,脾胃虚寒、泄泻者忌用。

从中可以知道,尽管食品品种繁多,但并非每一种都适合自己,尽管果蔬营养丰富,也并非吃得越多越好。每个人的身体状况并不相同,选择什么样的食品好,不仅要懂得食物的性味功能,关键还要懂得辨证。同时,还要了解自己的脾胃功能,因为食物调养离不开脾胃的运化。

那么,更年期阶段有没有一些共性的东西呢? 进入更年期,也就是女性七七、男性八八这一阶段,生命画卷中绚丽多彩的场面已经展现,浸透于画布之中的精彩花去了许多的笔墨,无论男女,精血已不足矣。皮肤开始松弛,头发开始斑白,眼睛开始老化,记性开始下降,关节功能开始紊乱,地道(月经)开始不通等,虚证渐渐显露了。

所以,更年期的情况虽然错综复杂,但也有共性的东西,那就是肾精渐渐不足了,在平时的一日三餐中,一定要注意保护精气、调养精气、防治虚损。将补肾益精、调养气血贯彻在饮酒、品茶、喝汤、食粥、吃饭、用膳上,体现出更年期怎么吃出健康的水平来。

(二) 不同证候的食疗方

以下是阴虚、阳虚、气虚、血虚者的一些食疗方,可供参考应用。

1. 阳虚者食疗方

阳虚者常出现畏寒肢冷、腰膝酸冷、拘急冷痛、面色苍白、小便清长、舌淡脉弱等症候。以下的配方可以选用。

(1) 鹿茸酒

[成分] 鹿茸 4.5 克,白酒 500 毫升。

[制法] 将鹿茸用白酒浸泡 20 日以上。

[功效] 壮元阳、益精髓、补气血、强筋骨。

[应用] 口服,每次 10 毫升,每日 2 次。适用于肾阳虚、精血不足、头晕眼花。

（2）海马海龙酒

[成分] 海马、海龙各15克，白酒1 000毫升。

[制法] 将海马、海龙浸泡于白酒内7日以上。

[功效] 补肾壮阳。

[应用] 每晚临睡前饮用1小杯。适用于肾虚阳痿，还可用于跌打损伤。

（3）蛤蚧酒

[成分] 蛤蚧一对，黄酒1 000毫升。

[制法] 蛤蚧去头上蒸笼蒸过，用黄酒浸泡，放阴凉处30日以上。

[功效] 补肾、温肺、壮阳、益精血。

[应用] 每日饮用30毫升左右。适用于阳虚者保健。伤风感冒发热及外感风寒咳喘者忌用。

（4）淫羊藿酒

[成分] 淫羊藿35克，米酒35毫升。

[制法] 将淫羊藿用米酒浸泡15日以上即可。

[功效] 延缓衰老、强健筋骨、补肾壮阳。

[应用] 晚饭时饮1盅，每日1次。适用于阳虚者保健。性欲亢进、阴虚火旺者忌用。

（5）杜仲酒

[成分] 炒杜仲35克，米酒500毫升。

[制法] 炒杜仲切碎，加入米酒，浸泡7日后服用。

[功效] 强腰补肾。

[应用] 每次2～3匙，每日2次。适用于肾阳虚，久坐或劳累腰酸腰痛。

（6）雪莲酒

[成分] 雪莲花3朵，白酒500毫升。

[制法] 将雪莲花浸泡于白酒中，1个月后饮用。

[功效] 补肾壮阳、调经。

[应用] 饮用，每日一小盅。适用于阳虚者的保健，也可用于调治肾阳不足、畏寒肢冷、关节冷痛、阳痿、月经不调者。

（7）双参鹿茸膏

[成分] 鹿茸片20克，丹参200克，红参20克，白蜜1 500克。

[制法] 先将鹿茸用米酒浸泡后烘干，红参慢火烘干，共研细末，再将丹

参熬汁去渣,入蜜炼稠,和入鹿茸人参粉,浓缩成膏。

［功效］补益精血、延年益寿。

［应用］口服,每次1匙,每日2次。适用于阳气亏虚、畏寒肢冷、气短乏力、心跳缓慢、头晕目眩者。

（8）脂桃膏

［成分］补骨脂300克,胡桃肉600克,蜂蜜适量,黄酒1 000毫升。

［制法］将补骨脂用黄酒泡1日后,取出研为细末待用,把胡桃肉用温水泡后,去皮捣泥,再将蜂蜜入锅内煎1～2分钟,然后将前二味入蜜内搅拌均匀即成,收入罐内储藏备用。

［功效］补肾壮阳、乌发驻颜。

［应用］口服,每次1匙,每日2次。用于中老年保健,治疗须发早白、早衰。忌与芸苔、油菜同服。

> **友情提醒**
>
> 阳虚者的保健妙方适合于阳虚体质者,凡老年人出现畏寒肢冷、腰膝酸冷、拘急冷痛、面色苍白、小便清长、舌淡脉弱等证候的都可以选用,但是这些妙方不适合阴虚火旺者。另外伤风感冒发热的时候也应停服。

2. 阴虚者食疗方

阴虚者大多形体消瘦,容易出现阴干口燥咽干、五心烦热、失眠盗汗、午后低热、两颧潮红、腰酸耳鸣、舌红少苔等症候。以下的配方可以选用。

（1）蜜茶饮

［成分］蜂蜜1小匙,绿茶或红茶或苦丁茶或普洱茶少许。

［制法］将茶叶泡开,待茶水温度降至80℃以下,调入蜂蜜。

［功效］清肺润肠、排毒养颜。有健胃、帮助消化、排便降浊,促进新陈代谢作用。

［应用］代茶饮。适用于阴虚老年人日常保健。需要注意的是,不管什么样的蜂蜜品种,其中都富含有20多种氨基酸,是其他天然食品所不具备的。泡茶需用开水,但调入蜂蜜一定要待水温降至80摄氏度以下才行,否则会破坏其中的氨基酸结构。

（2）麦冬地黄膏

[成分] 麦门冬、生地黄各1 500克,白糖500克。

[制法] 将麦门冬、生地黄加水后煎煮,先用武火,再用小火熬煮,滤出汁液后进一步熬煎至稠厚,加入白糖再熬至膏状。

[功效] 养阴、生津、润燥。

[应用] 每日2匙,温开水兑服。适用于阴虚者保健。对阴津不足、口干咽燥、大便干结、肺燥咳嗽者有效。

（3）鲜石斛蜜茶

[成分] 鲜石斛15克,玉竹12克,蜂蜜1匙。

[制法] 鲜石斛15克,玉竹12克,加水共煎,水沸30分钟后取汤,加入蜂蜜。

[功效] 滋阴清热。

[应用] 代茶饮。有养阴生津作用,能作为阴虚体质者的日常保健饮品,也可以作夏季饮料。

（4）玉竹糖茶

[成分] 玉竹250克,糖粉300克。

[制法] 将玉竹用冷水泡发后切片,加水煎煮20分钟,取出药液,加水再煎,再取出药汁,如此3次;合并药汁后再煎,使之浓缩至黏稠;加入糖粉,吸净汁液,再搅拌均匀,晒干,压碎,装瓶。

[功效] 滋阴润肺、宁心除烦。

[应用] 口服,每次10克,沸水冲化,每日1次。适用于阴虚体质者的保健养生。

（5）洋参冰糖茶

[成分] 西洋参片3克,冰糖5克。

[制法] 将西洋参片和冰糖置于杯中,注入开水后饮用。

[功效] 益气、生津、止渴。

[应用] 可代茶饮。用于阴虚津气不足,常感到口干舌燥、神疲乏力者。

（6）冰糖洋参燕窝

[成分] 燕窝、洋参各3克,冰糖适量。

[制法] 燕窝用温水浸泡发胀后,捞起放入清水中,除去毛及杂质,洗净;洋参切片;两者放入碗中,加水后,用小火炖至烂熟,加入冰糖,再炖。

[功效] 益气、养阴、补肺、润燥。

［应用］每日服 1 次。适用于气阴两虚者保健，尤其适合于肺虚劳嗽者的调养。

3. 气虚者食疗方

　　气虚者常感到精神体力不够，不耐疲劳，稍一劳累，神疲乏力情况更加明显，声音低怯，少气懒言，活动后很容易出汗，心悸气短。平时容易伤风感冒，怕风。舌淡，苔薄，脉力较弱。以下的配方可以选用。

（1）人参酒

［成分］人参 30 克，白酒 500 毫升。

［制法］将人参浸泡在白酒中，密封一个月。

［功效］大补元气、防止虚劳。

［应用］每次 5～10 毫升，日服 2 次。适用于中年后神疲乏力、精力不足者。

（2）刺五加酒

［成分］刺五加 200 克，泡入米白酒 2 500 毫升。

［制法］将刺五加泡入米白酒中，一个月后饮用。

［功效］益气健脾、补肾、抗衰老。

［应用］每日饮一小酒杯。适合中老年人保健，尤其适用于脾肾阳虚、体虚无力、腰膝酸痛、失眠多梦者。

（3）灵芝酒

［成分］灵芝 30～50 克，米酒 500 毫升。

［制法］将灵芝浸泡于米酒中，至酒呈棕红色即可饮用。

［功效］滋补强身，扶正固本。

［应用］每次 15 毫升，每日 2 次。久饮轻身延年益寿。适用于气虚疲乏无力、失眠头晕者、神经衰弱者。

（4）参芪补虚粥

［成分］人参 10 克、黄芪 30 克、粳米 90 克、白糖少许。

［制法］先将人参、黄芪切成薄片，用冷水浸泡半小时，入砂锅煮沸，煎成浓汁，取出汁后再加冷水煎煮并取汁，将第1、2汁合并，分2份于早晚加入粳米和适量的水煮粥，粥成后加入白糖调味。

［功效］大补元气、健脾养胃。

［应用］早晚空腹食用。用于气虚神疲乏力、心悸气短、食欲不振之亚健康者，食后能使身体强健、体力增进。

（5）黄芪四君子酒

［成分］黄芪80克、党参50克、白术50克、茯苓30克、甘草5克，上好5年陈黄酒1 000毫升。

［制法］冬至前半个月之前，将上述饮片浸入黄酒中，一个月后即可饮用。

［功效］益气健脾、扶正。

［应用］每次30毫升，每日2次。适用于气虚常感到疲乏无力者。

（6）苡芡莲子蜜汁

［成分］薏苡仁、莲子、芡实、冰糖各120克，桂花酱半匙。

［制法］将薏苡仁、莲子、芡实置于锅中，加水1 200毫升，中火煮软。另取一锅，加水120毫升，加冰糖120克，做成蜜汁。再把两者合在一起同煮，熟后加入半匙桂花酱即可。

［功效］健脾益气。

［应用］每次取1小碗食用。中老年人保健。适用于脾虚食少者。

（7）苡米百合糖粥

［成分］薏苡仁50克，百合6克。

［制法］薏苡仁50克，百合6克，加水适量煮粥，以冰糖或蜂蜜适量调匀服食。

［功效］健脾养心。

［应用］每日1～2次取1小碗食用。适用于心脾两虚、食少、心神不宁者。久服，对扁平疣、雀斑、湿疹等有一定疗效。

（8）薏苡糯米酒

［成分］生薏仁米100克，糯米500克，酒米曲适量。

［制法］生薏仁米100克加水适量煮成稠米粥；再以糯米500克煮成干饭；然后将二者拌匀，待冷，加酒米曲适量，发酵成为酒酿。

［功效］健脾补中。

［应用］每日随量佐餐食用。适用于脾虚气弱食少者。

（9）五加皮酒酿

［成分］五加皮50克,糯米500克,酒米曲适量。

［制法］五加皮50克洗净,加水适量泡透,煎煮,每半小时取煎液1次,共取2次;再将煎液与糯米500克共同烧煮,做成糯米干饭,待冷,加酒米曲适量,拌匀,发酵成为酒酿。

［功效］补肝肾、强筋骨、祛风湿。

［应用］每日佐餐食用。适用于肝肾亏虚、筋骨痿软、风湿痹痛者的保健。

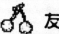
友情提醒

　　气虚者的保健妙方适合于气虚体质者,气虚者以精神体力不够为特征,不耐疲劳,稍一劳累,气虚情况就会加重。注意伤风感冒发热期间应停止饮服,这些妙方也适合阳虚及血虚者服用,但阴虚阳亢、阴虚火旺者不宜,尤其是酒剂当忌用,因为酒剂辛温助阳。

4. 血虚者食疗方

血虚者面色淡白或萎黄,口唇、眼睑淡白,缺少血色,常感头晕乏力,心悸失眠,手足容易发麻,或者出现筋脉拘急不利现象,舌淡脉细。

（1）桑椹膏

［成分］鲜红熟桑椹250克,蜂蜜50克。

［制法］鲜红熟桑椹压烂取汁,放入砂锅内煎煮,汁液稍稠时,加入蜂蜜,不停搅拌,煮成膏滋;冷却后放入瓷瓶中。

［功效］滋养肝肾、补益气血。久服益寿健身、须发润泽。

［应用］每日早晚各1次,每次1匙,温水调敷。适用于血虚者的日常保健。常用于须发早白、未老先衰、病后体虚。

（2）桑椹酒

［成分］鲜桑椹500克,白酒1 000毫升。

［制法］鲜桑椹煮熟晾干,放入酒中浸泡,待酒色嫣红,有浓厚果酸味即可饮用。

［功效］益寿健身、补血乌发。

［应用］每日饮30毫升。用于未老先衰、病后体虚、须发早白者。久服

女性更年期食疗

有效。

（3）枸杞地黄酒

［成分］枸杞子1 200克，高粱酒1 200毫升，生地汁（鲜生地榨取的汁）1 800毫升。

［制法］将枸杞子放入瓷瓶内，用高粱酒浸泡3～7日后，再添生地汁（鲜生地榨取的汁）搅匀密封。（制作此酒一般在农历十月枸杞子成熟时采用鲜枸杞，也可用干枸杞，在立冬前后做好，存放至次年立春前开瓶即可饮用）

［功效］滋养肝肾、补益气血。

［应用］空腹时饮一盏，约15毫升。常用于须发早白、未老先衰、病后体虚。日服2次。忌立春后开瓶，以葱、蒜作下酒菜。

（4）何首乌粥

［成分］制何首乌30克，粳米100克，大枣2～3枚，冰糖适量。

［制法］先将制何首乌洗净后用布包扎紧，放入砂锅内加水适量煎取浓汁，去渣，再将粳米、大枣、冰糖加入同煮为粥。

［功效］益肾抗衰老、补肝养血、乌发。

［应用］每日服1～2次，或随意服用。适用于未老先衰、须发早白、头晕、便秘者。不宜与葱、蒜、萝卜及猪肉同食，忌用铁器煎煮。

♠ 友情提醒

补血保健妙方适合于血虚者的日常保健。补血药性多滋腻，有碍消化，对湿滞中焦、脘腹胀满、食少便溏者不宜。

5. 肾精亏虚者食疗方

（1）冰糖虫草

［成分］冬虫夏草5根，冰糖少许。

［制法］冬虫夏草加入冰糖，隔水小火炖至烂熟。

［功效］补肾益肺。

［应用］每日1次。适用于中老年保健。能防病强身，久服不容易感冒。肺肾气虚、慢性咳喘者尤其适宜。

（2）胡桃芝麻饮

［成分］胡桃肉、黑芝麻（炒）、酸枣仁各120克，绵白糖250克，细盐

15 克。

[制法] 将胡桃肉、黑芝麻（炒）、酸枣仁捣烂，加绵白糖、细盐，拌匀装瓶。

[功效] 调补心肾、安神养脑。

[应用] 临睡前冲服 1 匙，每日 2 次。适用于心肾亏虚、心悸失眠、腰酸耳鸣者。

（3）二子酒

[成分] 菟丝子和五味子各 30 克，60 度白酒 500 毫升。

[制法] 将菟丝子和五味子置玻璃瓶中，加白酒后浸泡 7～10 日。

[功效] 补肾益精。

[应用] 每次约 15 毫升，每日 2 次。适用于心肾亏虚、失眠心悸、腰膝无力者。

（4）芝麻核桃糖

[成分] 赤砂糖 500 克，炒熟黑芝麻、核桃仁各 250 克。

[制法] 将赤砂糖放入锅内，加水少许，用小火熬炼至稠厚时，加入炒熟黑芝麻、核桃仁，调匀即停火。趁热将糖倒入事先表面涂过芝麻油的大搪瓷盘中，待稍凉，将糖压平，用小刀划成小块，冷却后即成芝麻核桃糖。

[功效] 健脑补肾，乌发生发。

[应用] 可常常食用。用于中老年健忘，头发早白，脱发等患者。

（5）核桃酪

[成分] 核桃仁 150 克，粳米 60 克，大枣 50 克，白糖 250 克。

[制法] 核桃仁用开水稍泡片刻，剥去外衣，切碎；粳米淘洗干净；大枣洗净，上蒸笼蒸熟，去皮核。三者合在一起用 500 毫升清水泡上。然后一同用石磨磨成细浆。置一锅洗净上火，加入清水 500 毫升，然后将磨好的细浆倒入，用锅铲搅动，在即将烧开时，加入白糖煮熟。

[功效] 补肾益肺，健脾养血补脑。

[应用] 经常食用。适用于老人腰膝酸疼、畏寒肢冷、小便频数、健忘。

（6）冰糖红枣哈士蟆

[成分] 干哈士蟆油一只，红枣 3 枚，黄酒、冰糖适量。

[制法] 干哈士蟆油，用清水浸泡胀发后，将哈士蟆油上的黑色筋膜除去，大的分成数块，然后置于碗中，加水，放入红枣，淋上几滴黄酒，加入冰糖，隔水蒸透。

［功效］有滋补肺肾、强壮筋骨的作用。能使人精力旺盛、肌肤滋润、并能提高抗病能力。

［应用］每日食用一次。适用于中老年人精力不足、头晕眼花、肢体疲软无力。

（7）麻仁耐老方

［成分］麻子仁 500 克，白羊脂 150 克，蜜蜡 200 克，白蜜 100 克。

［制法］将上述四味放入瓷钵中杵烂，调匀，上蒸笼蒸熟即成。

［功效］抗衰老、乌须发。

［应用］上述一料可分多次作点心食用。适用于中老年人健康保健，减缓衰老。

（8）姜乳蒸饼

［成分］鲜生姜 1 000 克。

［制法］鲜生姜捣碎，绞取汁液，盛于瓷盆中，澄去上清液，取下层白而浓者，阴干，刮取其粉，名为姜乳。每日取姜乳粉适量与面粉拌和做饼蒸熟。

［功效］驻颜益寿。

［应用］每日空腹食用 1～2 块。未老先衰者，常服可保持童颜。

（9）首乌盐黑豆

［成分］黑大豆 500 克，何首乌 100 克，大青盐 6 克。

［制法］先取何首乌与青盐加水约 2 000 毫升共煮，先武火煮开，文火再煮 1 小时以上，滤去药渣，取药液备用；再将药液与黑豆共煮，以淹没黑豆为度，武火煮半小时捞出阴至八成干，再加药液煮，再捞出阴干，如此反复 9 次即成。

［功效］能固齿、乌发。

［应用］每次服 20～30 粒，细细咀嚼，经常食用渐见良效。适合于肾虚精血亏虚之头发早白、脱发、牙浮齿摇者。

（10）茴香炖海参

［成分］海参 100 克，茴香 6 克，姜汁适量，盐少许。

［制法］将海参洗净在温水中泡胀，发软后捞出用开水余一下，放入锅内，加清汤适量，放入茴香，用文火炖至烂熟，吃时加姜汁、盐拌和，可分次服食，亦可加入火腿几片一起炖服。

［功效］补肾、养血、润肤、抗衰老。

〔应用〕经常服用。适用于肾虚衰老、头发早白、阳痿遗精、肠燥便秘等。

（11）虫草酒

〔成分〕冬虫夏草 10 克，黄酒 500 毫升。

〔制法〕将冬虫夏草浸入黄酒中，密封 1 个月后即可饮服。

〔功效〕补益肾气。

〔应用〕每次服 10～15 毫升。适用于中老年腰膝酸痛者。

三、体质食养

（一）体质理论与健康关系

体质学说是研究人类各种体质特征、体质类型的生理、病理特点，并以此分析疾病的反应状态、病变的性质及发展趋向，从而指导疾病预防和治疗的一门学说。中医的体质学说认为人的后天身体健康状态与先天禀赋有关，体质是由先天遗传和后天获得所形成的个体在形态结构和功能活动方面所固有的相对稳定的特性，与心理、性格具有相关性。我们的祖先早在《黄帝内经》中就已多角度地记载了此类内容，《灵枢·阴阳二十五人》描述了不同的体质类型，这在世界医学史上是对人体体质最早的分类。

明代张景岳从禀赋的阴阳将体质分为阴脏人、阳脏人、平脏人三类。阴脏人的特征是矮胖、头圆、颈粗、肩宽、胸厚，体多后仰（主要是阴盛阳虚）；阳脏人的特征是瘦长、头长、颈细、肩窄、胸狭，体多前倾（主要是阳盛阴虚）；平脏人，就是不胖不瘦（阴阳平衡，气血调匀）。从 1978 年开始，匡调元以阴阳、气血、痰湿学说为依据，将体质划分为正常质、晦涩质、腻滞质、燥红质、迟冷质、倦恍质。之后，也有一些医家从不同的认知角度对体质进行过分类。中华中医药学会在《中医体质分类与判定》中颁布了体质分类标准，提出中医体质 9 种基本类型与特征。9 种基本类型是平和质（A 型）、气虚质（B 型）、阳虚质（C 型）、阴虚质（D 型）、痰湿质（E 型）、湿热质（F 型）、血瘀质（G 型）、气郁质（H 型）、特禀质（I 型）。

体质理论对指导临床治疗以及日常调养有非常重要的意义。体质理论使我们认识到不同的体质与疾病是否发生、疾病发生的类型、疾病发展的趋势的关系。

例如，处在同样的环境中，在相同的致病因子作用下，有人发病，有人不发病，体质因素起着关键作用。身体强壮，正气旺盛，足以抵抗外邪则不发病，即如《内经》所说"正气存内，邪不可干"。身体衰弱，正气不足，不能抗邪就发病，即《内经》所说"邪之所凑，其气必虚"，"卒然逢疾风暴雨而不病者，盖无虚，故邪不能独伤人"。

又如，阳热之体易感火热之邪，阴寒之体易感寒凉之邪。说明不同体质的人对病邪易感性不同。体质不同，疾病病理也不相同。阳热之体怕热喜凉，常喜冷饮，大便燥结，外邪侵袭每每发生高热、咽喉肿痛、咳嗽痰黄等情况，阴寒之体外邪侵袭常常恶寒无汗、头身疼痛。

体质在发病中的作用还体现在疾病转归上。疾病的转归，是指疾病发展的最后阶段，即疾病的结局。疾病有一个发生发展的过程，大多数疾病发生发展到一定阶段后终将结束，这就是疾病的转归。一般而言，疾病的转归，可分为痊愈、死亡、缠绵等。不同的转归，除了病邪的性质、强弱、治疗的得当与否以外，还与体质密切相关。患者的正气比较充盛，正胜邪退，疾病向愈；邪胜正衰，疾病恶化甚至死亡；正虚邪恋，疾病缠绵，持久不愈。

可见体质与健康的关系是何等密切。对体质虚弱者进行食养，在未病的情况下增强体质，提高抗病能力，就有可能少生病、不生病；对体质类型偏阴或者偏阳的阴脏人、阳脏人，用日常食物进行调养，尽可能使阴阳处于比较平衡的状态之下，就能保持一个气血运行正常的良好状态；在疾病初愈之际，视疾病过程中脾胃受损的程度，选择相宜之食物，既要营养丰富，又要易于消化吸收，并掌握适当的进食量，就可以提高康复速度，及时恢复健康，而不至于使疾病反复缠绵。正如《伤寒溯源集》所说，"凡病新瘥，自宜先用陈仓米少许，煎汤少饮，俟其无恙，渐次增浓，胃气渐旺，谷食渐增，至胃气复旧，然后少进肉味，撙节爱养，自无复证"。

（二）病理体质的食养调理

根据不同的体质类型正确地选择食物，同时尽量避免食误，持之以恒即能将病理体质调理到正常，从而达到养生、防病、延年的目的，就是体质食疗。体质食疗体现出中医因人制宜的思想，是中医学关于药食同源、同性、同理和同效理论的具体体现。匡调元先生根据中国传统医学理论并通过长期临床观察和实验研究后，将人类体质分成六种主要类型，其中除一型为正常质外，其余五型均为病理体质，即介于健康与疾病之间的过渡状态。此时经西医学的种种检查，其结果往往多在正常范围之内，但主观上却有种种不适。此时，既可用药物也可用食物进行调养。燥红质用滋阴清热润质法，迟冷质用壮阳祛寒温质法,倦恍质用益气生血健质法,腻滞质用除湿化滞利质法,晦涩质用行血消瘀活质法,正常质用平补阴阳强质法。通过这样的饮食调摄,尽可能达到"阴平阳秘"的状态。

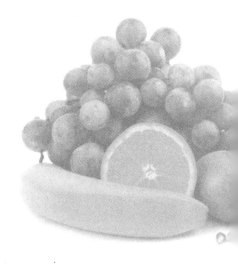

第二章

更年期食疗宜忌

一、更年期综合征的定义

（一）何谓更年期

一个人从出生到消亡会经历不同的阶段，每一阶段都有相应的表现，早在2 000多年前，我们的祖先就认识到了这个问题，《素问·上古天真论》说："女子七岁，肾气盛，齿更发长；二七而天癸至，任脉通，太冲脉盛，月事以时下，故有子；三七，肾气平均，故真牙生而长极；四七，筋骨坚，发长极，身体盛壮；五七，阳明脉衰，面始焦，发始堕；六七，三阳脉衰于上，面皆焦，发始白；七七，任脉虚，太冲脉衰少，天癸竭，地道不通，故形坏而无子也。丈夫八岁，肾气实，发长齿更；二八，肾气盛，天癸至，精气溢泻，阴阳和，故能有子；三八，肾气平均，筋骨劲强，故真牙生而长极；四八，筋骨隆盛，肌肉满壮；五八，肾气衰，发堕齿槁；六八，阳气衰竭于上，面焦，发鬓斑白；七八，肝气衰，筋不能动，天癸竭，精少，肾藏衰，形体皆极；八八，则齿发去。"这段经文告诉我们，在生命从诞生到成长到旺盛到衰退的过程中，每一个阶段都有特征性的变化，而发生这些变化的关键在于肾气及其他脏腑的功能状况。"七七"是人生路上的一个里程碑，其标志是"天癸竭，地道不通"。所谓"天癸竭"，是说人体中有一种在肾气作用下产生的与生殖机能密切关联的物质在"七七"竭尽了，所谓"地道不通"就是说在"天癸竭"的情况下月经不来了。"七七"不就是更年期吗？"天癸竭，地道不通"不就是更年期人体生理变化的最大特征吗？可知"七七"阶段就是更年期，也就是"围绝经期"，就是女性卵巢功能从旺盛状态逐渐衰退到完全消失的一个过渡时期。

（二）更年期出现的种种不适——更年期综合征

"围绝经期"具体可分成绝经前期、绝经期（月经停止）和绝经后期（月经停止1年以后），并以卵巢功能的逐渐衰退至完全消失为标志。所以更年期是女性从性成熟期（生育期）逐渐进入老年期的过渡阶段，是人体衰老进程中一个重要而且生理变化特别明显的阶段。大多数人绝经年龄大概在"七七"，也就是49岁左右，但有些人更年期开始得比较早，甚至在30多岁时，卵巢的功能就开始衰退，表现为女性激素水平下降，月经出现紊乱；有些人卵巢的功能衰退开始得比较晚，甚至"七八"时候，月经还是月月如期而至。总之，在更年期最大的变化就是月经失调，不过表现各不相同，有些人月经周期紊乱，有时提早，有时拖后；有些人经期延长、经血量增多甚至出现血崩；有些人月经周期延后、经血量渐减少、渐渐月经停止不来；有些人月经戛然而停，断得干干脆脆，一旦告别就不再回来；有些人月经断得磨磨唧唧，走了又来还淋漓不尽、缠绵不清。与此同时，由于卵巢功能逐渐衰退，引起体内内分泌物失调，部分女性对此变化不适应，而出现了一系列的临床症状。如自主神经功能失调，常常出现一阵阵潮热涌向头颈部乃至全身，面色潮红发热、出汗，不少人随即又感到怕冷，有时头晕，眼前发黑，心跳加快，胸闷，气短，血压波动等血管功能失调现象；情绪不稳定，易出现抑郁不欢、悲伤好哭或紧张焦虑，激动易怒、敏感多疑、失眠健忘、思想不集中等，甚至喜怒无常，类似精神病发作状；新陈代谢障碍，表现为身体发胖，脂肪堆积在腹部、臀部；血管弹性减退，皮下青筋明显，容易出现血管硬化或梗塞；皮肤和皮脂腺萎缩，皮肤干燥，有时瘙痒；生殖器官萎缩，性欲减退，阴毛及腋毛脱落，阴道分泌物减少，性交时出现疼痛感，性生活出现阴部疼痛或性交困难，因生殖器黏膜变薄，抗菌能力下降，容易导致泌尿生殖道细菌感染；出现腰背酸痛，乏力肢楚等更年期女性骨质疏松的早期症状。医学上将更年期出现的上述种种不适统称为更年期综合征。

（三）更年期综合征表现与性激素水平的关系

在更年期综合征表现与性激素关系的认识上，认为许多症状与雌激素水平下降有密切关系。雌激素是一种女性激素，由卵巢和胎盘产生。肾上腺皮质也产生少数雌激素。女性从儿童进入青春期后，卵巢开始分泌雌激素，而从 35 岁开始，卵巢功能就开始走下坡路了，只是开始时表现还不明显，只是激素水平有一些波动。但是到了更年期，整个雌激素水平会完全下降，到完全绝经后雌激素水平会非常低。那么，雌激素究竟有哪些作用呢？

其一，雌激素对性与生殖功能有非常大的影响。雌激素能促使子宫发育，肌层变厚，血运增加，并使子宫收缩力增强以及增加子宫平滑肌对催产素的敏感性；使子宫内膜增生；使宫颈口松弛，宫颈黏液分泌增加，质变稀薄，易拉成丝状；促进输卵管发育，加强输卵管节律性收缩的振幅；促进阴道上皮细胞增生和角化，阴唇发育、丰满；促进乳腺管增生，乳头、乳晕着色。促进其他第二性征的发育；雌激素对卵巢的卵泡发育是必需的，从原始卵泡发育到成熟卵泡，均起一定的作用；有助于卵巢积储胆固醇；雌激素通过对下丘脑的正负反馈调节，控制脑垂体促性腺激素的分泌。

其二，雌激素对骨骼系统也有明显的影响，它能促进骨中钙的沉积，青春期在雌激素影响下可使骨骺闭合；绝经期后由于雌激素缺乏而发生骨质疏松。

其三,雌激素对许多重要的中枢或外周器官都有影响,心血管系统、神经系统、泌尿系统里面都有一些受体,能跟雌激素起作用;肾上腺、胸腺、胰脏、肝脏、肾脏等也均有不同数量的受体或结合蛋白分子,在神经-内分泌的调控方面有作用。雌激素也能促进钠与水的潴留。

(四) 更年期综合征的常见症状

更年期由于雌激素急剧下降,所以无论是性与生殖方面,还是神经内分泌、心血管方面、骨骼方面都会有一些变化。

对行将进入更年期或者 40 岁前卵巢功能早衰,或有手术切除双侧卵巢及其他因素损伤双侧卵巢功能等病史的女性来说,不妨作以下观察,了解一下是否有更年期综合征的表现。

1) 月经紊乱是首先出现的症候,多表现为月经周期不规则;或长期无排卵出血即停经一段时间后发生子宫出血,持续 2～4 周或更长;或月经突然停止。

2) 潮红出汗,即自觉有一股热气自胸部向颈部、脸部上冲,脸颊潮红,随后额部、胸部可渗汗,汗出热退,也有少数表现为怕冷、面色苍白。每次发作一般持续几秒钟到几分钟不等,有的几天发作一次,有的一天发作几次。

3) 不可控制的精神状态的改变,主要有两种表现,一种为精神抑郁、失眠多梦、情绪低落、表情淡漠、注意力不集中、常丢三落四等;另一种表现为精神兴奋,情绪不稳定,易烦躁激动,敏感多疑,喜怒无常,常为一些小事而大吵大闹,争斗不休。

4) 情绪不佳时感到心慌气急,而且多与体力活动无关,有时和潮热汗出同时发生。

5) 阵发性的血压改变,且波动十分明显,多数与潮热汗出同时发生,血压升高时可以出现头昏、头痛、两眼发胀、胸闷、心慌等现象。

6) 有一些感觉异常,如走路飘浮感、醉感,登高有眩晕或恐惧感;或者表现为咽喉部异物感,查无体征,久治无效,与精神状态有关;还可能有嗅觉、味觉、听觉异常,或者出现心理改变:常有孤独、空虚、寂寞感,或疑病感;出现阴道干燥灼热、阴痒、尿频急或尿失禁等症状。

(五) 更年期症状的鉴别

由于在女性绝经前后,诸证的表现众多复杂,这一阶段也容易出现轻度或隐性糖尿病,血压升高、血脂超标,也是冠心病及子宫肌瘤、子宫颈癌、卵巢肿瘤等妇科肿瘤易发的阶段。有些症状可能是更年期阶段的一过性表现，也可能是身体其他器质性疾病的表现，如高血压、冠心病、食管癌等，所以必须到医院请医生进行仔细鉴别，以免延误治疗。

1）与高血压病鉴别：女性在绝经前后血压会升高，但主要是收缩压升高，舒张压变化不大，而且一天中血压波动较大，一般睡眠后血压往往可降到正常范围，常伴有潮热、多汗等，查眼底和心电图检查无变化。而高血压病的血压往往呈持续性升高，舒张压和收缩压都超过正常水平，且常伴有头胀头晕、心悸等症状，心、脑、肾等器官有不同程度的损害。

2）与冠心病鉴别：在绝经前后，由于自主神经功能紊乱，血管舒缩功能失调，会出现心前区持续性钝痛，舌下含服硝酸甘油无效。而冠心病的心绞痛在胸骨下段或心前区，疼痛呈压榨性或窒息性，并向左臂放射，舌下含服硝酸甘油后可缓解，发病与情绪变化、体力活动有关。

3）与食管癌鉴别：绝经前后的女性常感咽喉部有异物，咽之不下，吐之不出，但不影响吞咽，各项检查正常。食管癌的吞咽困难是渐进性的，患者同时有进行性消瘦。食管钡餐 X 线检查、食管拉网检查可发现病理改变。

4）与宫颈癌和子宫肌瘤鉴别：女性绝经前期，月经会发生紊乱。而此时也正是宫颈癌和子宫肌瘤的好发年龄。因此，要定期做妇科检查，必要时做宫颈刮片活检和子宫内膜活检。月经异常者，应及时去医院就诊，明确诊断。

5）与利尔黑变病鉴别：绝经前后，内分泌紊乱，皮肤出现退行性改变，容易出现色斑。而利尔黑变病常有长期使用粗劣化妆品，长期接触石油，润滑油，内分泌紊乱等病史，开始时斑的部位有些发红，以后逐渐变为暗褐色及青灰色，有时皮肤粗糙、脱屑，有时伴全身症状。要与利尔黑变相区别，需到皮肤科医师处就诊。

（六）更年期出现情况该怎么办

中医认为，更年期综合征是由于进入绝经前后，肾精亏虚，天癸衰竭，冲任二脉逐渐亏少，精气、精血不足，肝肾亏虚，阴阳失衡。常见证型有肾阳虚、肾阴虚和肾阴阳俱虚，并可累及心、肝、脾，也可夹气郁、血瘀、痰湿。现代医学则认为，更年期综合征是由于女性绝经前后性腺发生退行性病变（包括绝经前因为手术切除双侧卵巢或放射治疗后破坏双侧卵巢），使下丘脑-垂体-性腺轴之间的平衡制约关系紊乱，出现一系列性激素渐少导致的症状。症状轻者，一般不影响日常生活和工作，只有 $10\%\sim30\%$ 的女性可出现严重症状，不能坚持正常的生活和工作，生活质量明显降低，需要积极治疗。

二、更年期综合征宜用食物

（一）增加蛋白质类食品

在人体所必需的 20 多种氨基酸中有 8 种是人体不能自己合成的，需要在食物中获取，特别是乳品、蛋、瘦肉、鱼类和大豆中获得。这类食物可以有效缓解更年期不适。

（二）适量摄取糖类

糖类大量存在于米、面、豆类、水果、蔬菜、和植物的根茎内。糖类是提供热量的来源，过剩则转化为脂肪储存起来。

（三）补充含维生素类食物

维生素存在于乳类、蛋、肉、豆类、水果、粮食、鱼等食物中。

（四）补充钙类食物

由于 25％的更年期女性患有骨质疏松、骨蛋白和骨钙缺失，因此有必要多进一些含钙丰富的食品。乳类中的钙易被吸收利用，养成每日饮用 1～2 杯牛奶的习惯对防止更年期骨折很有帮助。

（五）多吃富含欧米伽三脂肪酸的食物

多吃亚麻籽，因其含有亚麻酸属欧米伽三脂肪酸，再者亚麻籽中含有的木酚素是植物雌激素，可延缓更年期，预防乳腺癌、子宫癌。

此外，要注意不要偏食，粗细搭配；按时用餐，忌暴饮暴食。蔬菜和粗粮当中含有较多的纤维素和半纤维素，具有通便、预防痔疮及大肠癌的作用。

三、更年期综合征忌用食物

（一）高胆固醇食物

动物的脑子如猪脑、羊脑、牛脑以及动物内脏、禽蛋黄、蟹子、鱼子、墨鱼、鳗鱼等食物富含胆固醇，这些食物吃多了，容易引起高脂血症，进而容易引起动脉粥样硬化使血管狭窄，导致冠状动脉粥样硬化性心脏病，加重高血压。

（二）高脂肪食物

高脂肪是指含脂肪量高的事物。油的成分就是各种饱和和不饱和脂肪酸，所以所有含油量高的和油炸过的食物都属于高脂肪食物。但是一般的高脂肪量指的是高胆固醇含量,这是种饱和脂肪酸,对身体有害,各种老年疾病如高血压、动脉硬化等都与它的含量过高有关。而不饱和脂肪酸则是人体所必须的,是供给大脑营养的,植物中含有的都是不饱和脂肪酸。所以像核桃、芝麻这种都是含不饱和脂肪酸高的,不属于一般意义上的高脂肪类。

(三)高糖食物

各种糖果、巧克力、奶酪、冰激凌、芝士蛋糕、奶油蛋糕、油炸花生、土司、起酥面包、起酥饼干、曲奇饼干、夹心饼干及甜品饮料,由于含糖量太高,热量大,多了会加重代谢负荷,使身体过胖,血糖升高,血脂上升,加重心脏、肝脏、肾脏的负担。

(四)腌制品

腌制品必然大量含有亚硝酸盐,一般还会含有铅、无机砷、镉、汞等重金属,以及过氧化值、酸价、三甲胺氮、硫化物等超标,却不含维生素C等人体最需要的营养。作为食品,少量点缀偶尔吃一点是可以的,但如果经常食用,就会对身体产生较大危害。亚硝酸盐与胺类结合成亚硝胺后就成为一种致癌物质,铅、无机砷、镉、汞等重金属,以及过氧化值、酸价、三甲胺氮、硫化物等超标会对人体健康带来危害,缺乏维生素C还会引起坏血病等很多问题。

(五)烟

吸烟的害处很多,它不但吞噬吸烟者的健康和生命,还会污染空气,危害他人。香烟烟雾中,92%为气体,如一氧化碳、氢氰酸及氨等;8%为颗粒物,这些颗粒物统称焦油,内含尼古丁、多环芳香羟、苯并芘及 β-萘胺等,已被证实的致癌物质约40种。吸烟对人体的危害是一个缓慢的过程,需经较长时间才能显示出来,尼古丁又有成瘾作用,使吸烟者难以戒断。吸烟可诱发肺癌、喉癌、膀胱癌等多种癌症、心脑血管疾病、呼吸道和消化道疾病等,吸烟可使雌激素低下、骨质疏松以及更年期提前。可见吸烟是造成早亡、病残的最大病因之一。英国一项历时40年的研究证明,中年吸烟者死亡率为不吸烟者的3倍。

(六)烈性酒

国际上通常把酒精度在40度以上的就称为烈性酒。烈酒通常被习惯分为七大类:中国白酒、威士忌、白兰地、伏特加、朗姆酒、琴酒和龙

女性更年期食疗

舌兰。

（七）浓咖啡

咖啡因由于有刺激中枢神经和肌肉的作用,所以可以振作精神、增强思考能力,恢复肌肉的疲劳。作用在心血管系统,可提高心脏功能,使血管舒张,促进血液循环。对于肠胃系统,它可以帮助消化,帮助脂肪的分解。但50岁后骨密度明显降低,骨质疏松在50岁后明显增加,并以每10年增加20%以上的速度在发展,80岁后骨折发生率近100%。常喝浓茶浓咖啡,会加速钙排泄,容易导致骨质疏松,容易骨折,而且饮高浓度的咖啡,还会造成体内肾上腺素骤增、心跳加快、血压明显升高,并出现紧张不安、烦躁、耳鸣及肢体颤抖等异常现象。高血压、冠心病患者还可能诱发心绞痛和脑血管意外。尤其在疲劳的情况下,对身体的影响更大。因此,咖啡尤其是浓咖啡不宜多喝,一般每杯咖啡的纯咖啡量最好不超过2克。如果要减量,最好逐渐减量,因为长期饮用咖啡,会使人体对咖啡产生依赖性(上瘾),干扰大脑对刺激性物质的选择作用。一旦停饮后,会导致大脑高度抑制、血压降低、失眠、焦虑、神经衰弱等症状,有的甚至出现精神异常。

第三章

更年期综合征食疗方

更年期综合征由于表现多种多样,因此在食疗时应根据具体的身体情况,合理选用食疗方。

一、痛经

痛经是指女性在经期或经行前后出现小腹疼痛或痛引腰骶的病证。痛经有寒、热、实、虚之分,中医辨证分型有气滞血瘀、寒湿凝滞、湿热蕴结、气血虚弱、肝肾不足等。有些女性在更年期出现痛经,也可以用辨证施食的方法加以调治。

1. 艾叶姜糖饮

[成分] 生姜5片,艾叶10克,红糖适量。

[制法] 先将生姜、艾叶煎煮,后加入红糖。滤出汁液。

[功效] 温经散寒。

[应用] 趁温服下。适用于寒性痛经。

2. 茴香生姜汤

[成分] 小茴香9克,生姜2片。

[制法] 水煎取汁。

[功效] 温经散寒。

[应用] 经前3日起每日服1次,连服三日。适用于寒性痛经。

3. 辛香痛经散

[成分] 白胡椒粉1克,小茴香粉1.5克。

[制法] 市售。

[功效] 温经散寒。

[应用] 汤热或白酒适量,冲服。适用于寒性痛经。

4. 干姜泡白酒

[成分] 干姜15克,白酒500毫升。

[制法] 将干姜研末,放入加热的白酒中,调匀。

[功效] 温养散寒、活血通络。

[应用] 经前3天起或痛经时饮服,一次15毫升,一日2次。适用于宫寒经闭、痛经。

5. 黑豆鸡蛋米酒

[成分] 黑豆100克,川芎10克,黄酒100毫升,鸡蛋2个,红糖30克。

［制法］川芎、黑豆用水煎,取汁,打入鸡蛋、加入黄酒与红糖。

［功效］祛瘀止痛。

［应用］经前3日起每日服1次,连服3日。用于血瘀痛经。

6. 丹参酒

［成分］丹参100克,白酒500毫升。

［制法］将丹参浸泡在烧酒中备用。

［功效］行气、活血、止痛。

［应用］经行前饮丹参酒适量,有缓解痛经之效。适用于女性月经痛。证属于气滞血瘀者。

7. 凌霄茴香饮

［成分］凌霄花10克、小茴香5克,红糖少许。

［制法］两味药同适量黄酒隔水炖3小时,去渣加红糖即可。

［功效］温经、活血、止痛。

［应用］月经来时服。用于痛经。

8. 温经止痛饮

［成分］小茴香粉4克,当归12克,枳壳12克。

［制法］当归、枳壳水煎取汁。

［功效］温经、活血、止痛。

［应用］服时另冲入小茴香粉2克,每次月经来潮前连服4至5剂,每剂分2次服。适用于痛经,属于寒凝血瘀者。

9. 红花酒

［成分］杜红花30克,清酒500毫升。

［制法］将红花炒热,与清酒一起放入瓶中,密封浸泡7日以上。

［功效］活血化瘀、温经通脉。

［应用］经前或月经刚来时服,每次20毫升。每日2次。用于瘀血痛经。

10. 月季花茶

［成分］月季花6克,红糖30克。

［制法］加水300毫升,煮沸5分钟。

［功效］和血调经。

［应用］分3次饭后服。每日1剂。用于血瘀痛经。

11. 丁姜止痛饮

[成分] 丁香、干姜各 5 克,生甘草 6 克。

[制法] 丁香、干姜、甘草洗净,加水 500 毫升,煮沸即可。

[功效] 温经散寒止痛。

[应用] 经前或经行时当茶饮用。适用于经行腹痛。

🍒 **友情提醒**

1. 痛经应分辨寒热虚实,然后针对性地选用合适的方法。对痛经久治不愈者,应行妇科检查,以排除器质性病变,如子宫肌瘤、子宫畸形、子宫内膜异位症、盆腔炎、子宫位置过度不正等器质性病变而发生的痛经。

2. 痛经者应以预防为先,首先应消除对痛经的恐惧、紧张情绪,并在经行前后勿食生冷之物,尤其不可吃冷饮;另外,经期勿游泳、勿被雨淋、勿用冷水洗足、洗阴部,注意气候的变化,注意保暖,尤其对下腹部更应重视保暖,可用热水袋外敷,或用中药药渣炒热后纱布包裹后外敷。体质虚弱者平时应锻炼身体,增加营养,增强体质。

二、崩漏(功能性子宫出血)

功能性子宫出血是由卵巢功能失调引起子宫出血,而生殖系统无明显的器质性病变者。功能性子宫出血可以发生在更年期。本病属于中医学崩漏范畴。出血量多,来势急剧的称"崩";出血量较少,淋漓不断者为"漏"。多认为由于冲任失于调摄而病。肝主藏血,脾主统血,冲脉为血之海,任脉为阴血之主,故脾气虚衰,则血失统摄,肝经有热则血失所藏,均可导致冲任失调而成崩漏。

1. 藕节煎

[成分] 鲜藕节 60 克。

[制法] 取藕节 60 克,加水煎取汁液。

[功效] 凉血止血。

[应用] 频服,日数次。适用于血热久崩。

2. 二根饮

[成分] 白茅根、芦根各 60 克。

［制法］白茅根、芦根各 60 克,新鲜为佳。加水取汁。

［功效］凉血止血。

［应用］频服,日数次。适用于血热久崩。

3. 木耳砂板糖

［成分］赤砂糖 500 克,干黑木耳细粉 200 克。

［制法］赤砂糖 500 克,放入铝锅中,加水少许,以小火煎熬至较稠厚时,加入干黑木耳细粉 200 克,调匀,即停火。趁热将糖倒在表面涂过食用油的大搪瓷盘中,待稍冷,将糖压平,划成小块。冷却后即成棕黑色砂板糖。

［功效］止血。

［应用］经常服用。适用于月经淋漓、漏下者。

4. 韭菜根煎水

［成分］新鲜韭菜根 120 克。

［制法］洗净后加水煎,取汁服。

［功效］固冲止血。

［应用］每日 2 次,连用 3 口。适用于月经色淡、淋漓不尽者。

5. 葡萄干蜜枣茶

［成分］红糖 20 克,葡萄干 30 克,蜜枣 30 克,红茶 2 克。

［制法］红糖 20 克,葡萄干 30 克,蜜枣 30 克,红茶 2 克,加水 500 毫升共煎,煮沸 3 分钟。

［功效］化瘀止血。

［应用］分 3 次服,每日 1 剂。适用于功能性子宫出血、色黯量少、淋漓不尽者。

 友情提醒

　　劳逸适度,尽量避免精神过度紧张;加强营养,多食鱼类、肉类、禽蛋类及牛奶、蔬菜类,忌食辛辣刺激食品;若有贫血,应积极治疗,用铁锅炒菜,并在医生的指导下补充铁剂,改善贫血状况;平时注意不要冒雨涉水,衣裤淋湿要及时更换,避免寒邪侵入,月经期尤其要注意保健。若出血量多,情况严重,急送医院治疗。

三、月经过多

月经过多是连续数个月经周期中月经期出血量多,但月经间隔时间及出血时间皆规则,系有排卵型功能失调性子宫出血中的一类。

1. 藕节煎

[成分]鲜藕节60克。

[制法]取藕节60克,加水煎取汁液。

[功效]凉血止血。

[应用]频服,日数次。适用于血热久崩。

2. 母鸡艾叶汤

[成分]老母鸡1只,艾叶15克。

[制法]将老母鸡洗净,切块,同艾叶一起煮汤。

[功效]补气摄血、健脾宁心。

[应用]分2～3次食用。月经期连服2～3剂。适用于体虚不能摄血而致月经过多、心悸怔忡、失眠多梦、少腹冷痛、舌淡脉细。

3. 两地膏

[成分]生地、地骨皮各30克,玄参、麦冬、白芍各15克,阿胶30克,白蜜40毫升。

[制法]前五味煎取浓汁300毫升,另用60毫升白开水将阿胶隔水炖烊化,兑入药汁内,加白蜜,置文火上调,候凉,装瓶。

[功效]滋阴养血。

[应用]每服20毫升,每日3次。适用于肝肾阴虚、虚热内扰所致的月经过多、色红、头晕、心烦口渴、舌质红、脉细弦。

4. 米醋煎地榆

[成分]地榆炭30克,米醋、水各100毫升。

[制法]小火煎煮,取汁。

[功效]固冲止血。

[应用]饮服,适用于月经过多、淋漓不尽。

5. 红糖煎高粱花

[成分]红高粱花100克、红糖适量。

[制法]水煎取汁。

[功效] 清热、固冲、调经。

[应用] 分2次饮服。适宜于月经提前、经量多而鲜红者。

6. 黄酒烧鲤鱼

[成分] 鲤鱼一条，黄酒250毫升。

[制法] 取鱼肉与黄酒同煮，鱼骨焙干研末。

[功效] 调经。

[应用] 食鱼肉，鱼骨末用黄酒冲服。适用于经多不净者。

7. 米醋煮豆腐

[成分] 米醋200毫升，豆腐250克。

[制法] 米醋、豆腐同煮熟。

[功效] 清热止血、调经。

[应用] 饭前吃，1次吃完。适宜于经期过短、血色深红、量多的壮实女性。

8. 黄酒葵花散

[成分] 葵花盘1个。

[制法] 将葵花盘炒炭研末。

[功效] 止血、活血、调经。

[应用] 每服3克，黄酒吞下，一日3次。适用于月经过多者。

友情提醒

导致月经过多情况复杂，因此首先要明确是什么原因引起的，然后对症下药。食疗作为辅助疗法，应在医生的指导下应用。若出血量多，情况严重，应送医院治疗。月经量多，容易引起贫血，所以月经过后要加强营养，多吃些补血的食物。

四、月经过少

月经过少是指月经周期基本正常，经量明显减少，甚至点滴即净；或经期缩短不足两天，经量亦少者，均称为"月经过少"。月经过少发生于更年期者往往是进入绝经期的表现。

1. 当归烧羊肉

[成分] 羊肉500克，当归15克，生姜10克。

[制法]羊肉洗净,切块,放砂锅中,加入当归、生姜、酱油、盐、糖、黄酒,清水各适量,烧至羊肉熟烂。

　　[功效]温经活血。

　　[应用]佐餐,一周服用1～2料。适用于月经量少、经色黯淡、面色无华、神疲气短、懒言、舌质淡、脉弱无力者。

2. 归芪乌鸡汤

　　[成分]乌骨鸡1只,当归、黄芪各30克。

　　[制法]将鸡洗净,去脏杂,把当归、黄芪放入鸡腹内用线缝合,放砂锅内煮熟,去药渣,加入调味品后食肉喝汤。

　　[功效]健脾养心、益气养血。

　　[应用]分2～3次服完。一周服用1～2料。适用于气血不足而致月经过少、经色稀淡、头晕眼花、心悸怔忡、面色萎黄、少腹空坠、舌质淡红、脉细。

3. 生化益母蜜膏

　　[成分]当归、川芎、桃仁各10克,甘草3克,炮姜5克,益母草30克,白蜜50毫升。

　　[制法]前6味加水500毫升,煮取300毫升,去渣,加白蜜收膏。

　　[功效]活血化瘀、温经调经。

　　[应用]每服30毫升,日服3次。适用于瘀血停滞所致月经过少、色紫黑、有血块、小腹胀痛拒按、舌正常或紫黯,或有瘀点、脉细弦涩者。

4. 红花益母酒

　　[成分]红花6克,益母草10克,黄酒200毫升。

　　[制法]将黄酒倒入瓷瓶(或杯)中,加红花、益母草隔水蒸约20分钟,取汁。

　　[功效]活血化瘀。

　　[应用]每次服50毫升,日服2次。适用于血瘀所致之月经过少、色紫黑、有血块或伴小腹疼痛拒按、舌质紫暗或有瘀点、脉细涩者。

5. 枸杞炖羊肉

　　[成分]羊腿肉1 000克,枸杞子50克,调料适量。

　　[制法]羊肉整块用开水煮透,放冷水中洗净血沫,切块;锅中油热时,姜片煸炒,烹入料酒炝锅,翻炒后下羊肉整块,用开水煮。倒入枸杞子、清汤(2 000毫升)、盐、葱,烧开,去浮沫,文火煨1～1.5小时,待羊肉熟烂,去

葱、姜。

[功效] 补肾养血。

[应用] 食肉喝汤。适用于肾阳亏虚而致月经少或点滴不净、色淡红或黯红、质稀，并兼有腰膝酸软、头晕耳鸣，或少腹冷、夜尿多、舌质淡、脉沉迟者。

6. 参归补血膏

[成分] 黄芪100克，人参50克，当归80克，大枣20枚，红糖100克。

[制法] 前三味药加水煮3次，取汁浓缩至500毫升。将大枣用小火煮烂，成枣泥，然后将枣泥入药汁中煮，加入白糖收膏。

[功效] 补气养血。

[应用] 开水冲服，每次20毫升，每日3次。本方适用于气血两虚、月经过少。

友情提醒

月经过少是更年期比较常见的情况，往往预示即将绝经。但如果伴有明显的肥胖、溢乳等其他表现，应该到医院明确诊断。要保持心情舒畅，避免焦虑紧张。

五、月经后期

月经后期，指月经延后7日以上，甚至3～5个月一行者，称为月经后期。如更年期出现月经后期，并无其他证候者，是生理现象，不属本病。若月经后期又伴有腰酸、腹痛、畏寒、乏力、耳鸣等症状，应加以调治。

1. 生姜当归羊肉汤

[成分] 当归、生姜各10克，羊肉片100克。

[制法] 当归、生姜各10克，羊肉片100克，加水同煮，熟后加盐调味即可。

[功效] 温养活血、调经。

[应用] 饮汤食肉。适宜于月经后延、量少、腹冷痛等症。

2. 姜糖艾叶茶

[成分] 生姜10克，艾叶6克，红糖20克。

[制法] 生姜10克，艾叶6克，红糖20克，水煎取汁。

［功效］温经散寒、活血调经。

［应用］饮服，每日 2 次。主治虚寒之月经后期。

3. 红糖益母煎

［成分］大枣 20 枚，益母草 10 克，红糖 10 克。

［制法］大枣 20 枚，益母草 10 克，红糖 10 克，加水炖汤。

［功效］温经活血。

［应用］每日早晚各 1 次。适宜于经期受寒所致月经后延、月经过少等症。

4. 红糖山楂饮

［成分］生山楂肉 50 克，红糖 40 克。

［制法］先煎山楂去渣，趁热冲入红糖。

［功效］活血通经。

［应用］饮服，每日 2 次。适用于月经延后。

5. 黄酒龙眼蛋汤

［成分］龙眼肉 50 克，鸡蛋 1 个，黄酒 30 毫升，白砂糖 30 克。

［制法］先煎龙眼肉，30 分钟后打入鸡蛋，至蛋熟再加黄酒、白砂糖。

［功效］温养活血。

［应用］早晚各 1 次，连服 10 日。适用于血虚月经不调。

6. 椒盐鸡冠

［成分］雄鸡冠 2 个，食盐少许，花椒少许。

［制法］将食盐与花椒在锅中略炒制成椒盐，鸡冠煮熟，蘸椒盐吃。

［功效］散寒活血。

［应用］每日 1 次，每月 3～5 次。适宜于虚寒月经不调。

 友情提醒

月经后期也是更年期比较常见的情况，往往预示即将绝经。但以往月经很正常，突然出现月经过期不来潮，要排除妊娠的可能性。

六、月经先期

月经先期是以月经周期比正常提前为主要表现的月经病。月经周期提前七天以上,甚至十余天一行者称为"月经先期"。亦称"经期超前"、"经行先期",或"经早"。更年期月经先期往往是绝经的先兆之一,如没有特殊情况,可看做生理情况,若出现心烦失眠、手心发热、口渴喜饮等症状,则往往是阴虚血热所致,若出现神疲乏力、腰酸懒言,则常常是气虚不能摄血所致的月经紊乱现象,需要调治。

1. 芹菜连根粥

[成分] 芹菜连根 120 克,粳米 100 克。

[制法] 煮粥。

[功效] 凉血固冲。

[应用] 每日分 2～3 次食用。适用于血热型患者。

2. 生地杞子粥

[成分] 鲜生地黄、枸杞子各 30 克,粳米 100 克,白糖适量。

[制法] 煮粥。

[功效] 养阴凉血、固冲。

[应用] 每日分 2～3 次食用。适用于阴虚火旺者。

3. 气血双补乌骨鸡

[成分] 乌骨鸡 1 只(去毛及内脏洗净),党参 20 克,炙甘草 10 克,当归、熟地黄、龙眼肉、白芍各 5 克。月经前根据食量,每 1～2 日 1 剂,可连用 3～5 剂。

[制法] 各味洗净装入鸡腹内,入瓷钵旺火蒸 1.5 小时,待鸡烂即可。

[功效] 气血双补。

[应用] 吃肉喝汤。适用于气血俱虚者。

4. 黄芪当归乌骨鸡

[成分] 乌骨鸡 1 只,黄芪、当归、茯苓各 9 克。

[制法] 乌骨鸡活杀去毛及内脏洗净,药放入鸡腹内缝合,入砂锅内旺火煮烂熟,去药渣后调味。

[功效] 补气养血、调理冲任。

[应用] 食鸡肉喝汤。月经前,每日 1 剂,分 2 次服完,连服 3～5 剂。适用于气虚型月经先期。

5. 糖参黑豆饮

[成分] 党参 9 克,黑豆、红糖各 30 克。

[制法] 三味一起加水煎汤,至豆烂饮服。

［功效］补肾健脾、益气养血。

［应用］月经前每日1剂,可连服6～7剂。适用于气血虚者。

6. 核桃莲子粥

［成分］核桃肉60克,莲子30克,粳米100克。

［制法］将核桃肉、莲子与粳米放入压力锅中煲粥。

［功效］补肾健脾。

［应用］经常食用,适用于肾气不足者。

7. 凉拌马兰头

［成分］新鲜马兰头200克,卤香干2块,味精、糖、盐、麻油各适量。

［制法］将马兰头择洗干净,放入沸水锅焯1分钟,取出过凉后,将其切成碎末;再将卤香干切成碎末后拌入马兰头末中,加入糖、盐、味精,淋上麻油,拌匀即成。

［功效］凉血清热、调经。

［应用］佐餐当菜,随意服食。适用于血热型月经先期。

8. 乌鸡茯苓汤

［成分］乌鸡1只,茯苓9克,红枣10枚。

［制法］将鸡洗干净,把茯苓、红枣放入鸡腹内,用线缝合,放入砂锅内煮熟烂,去药渣即可。

［功效］补气益血、调经。

［应用］食鸡肉饮汤。每日1剂,分2次服完,月经前服,连服3剂。适用于气虚型月经不调。

9. 金针炖甲鱼

［成分］甲鱼1只(约500克),猪瘦肉200克,金针菜30克,木耳15克。

［制法］金针菜、木耳(浸开)洗净;猪瘦肉洗净,切块;甲鱼剖净,斩块;把全部用料放入炖盅内,加开水适量,炖盅加盖,隔水炖2～3小时,调味供用。

［功效］滋阴降火、补肾和血。

［应用］佐餐。适用于月经不调,属肾虚血热型者。

🍒 **友情提醒**

　　月经先期在更年期比较常见,若出现心烦、失眠等情况要注意调节情绪,劳逸结合。

七、月经先后不定期

月经先后不定期是指月经或提前或延后,是由于多种因素影响了下丘脑-垂体-卵巢的功能,使其功能失调,性激素分泌紊乱,进而影响月经周期的正常进程所致。中医认为多由于肝郁或肾虚所致,是更年期比较常见的月经不调情形之一。

1. 干姜韭菜根饮

[成分]韭菜根120克,干姜15克。

[制法]韭菜根、干姜入锅,加水煎煮取汁。

[功效]温阳益肾。

[应用]饮服。适用于月经前后不定期。

2. 黄酒泡香附

[成分]香附500克,黄酒适量。

[制法]香附炒香,布袋包裹,入酒浸泡7日即成。

[功效]疏肝理气、调经止痛。

[应用]一次25毫升,一日2次,饮服。适用于月经前后不定期、痛经。

3. 黄芪当归土鸡汤

[成分]土鸡1只,黄芪50克,当归50克,黑木耳15克、姜5片,红枣10枚。酒、盐、鸡精适量。

[制法]将土鸡用清水洗净、切块,备用;锅内加清水烧开,倒入鸡块焯掉血水后捞起;将焯好水的鸡块放入砂锅内,加水(水没鸡肉约1厘米的量),加入黄芪、当归、黑木耳、姜片,黄酒适量,先用武火烧开,再用文火炖烂。食用时加入盐、鸡精调味即可。

[功效]益气补血、调理冲任。

[应用]吃肉喝汤。适用于气血不足、冲任失调之月经不调。

友情提醒

月经先后不定期也是更年期比较常见的情况,除了经期紊乱,常伴有经量的失调,如果情况比较严重,应该及时去医院就诊。

八、闭经

如果年龄未到 49 岁,在 35～42 岁即出现月经后期量少甚至闭经,往往与下丘脑-垂体分泌物功能障碍,卵巢功能早衰有关。而导致卵巢早衰既有先天原因,又有精神刺激、过度紧张、劳累、环境变化、营养不良等诸多因素;全身性疾病、药物影响有时也可直接抑制垂体促腺素分泌而闭经。中医认为闭经从病机而言,与肝肾亏虚血海不充、气滞血瘀经脉不畅、脾虚气弱痰湿凝阻、寒凝经脉血脉不通等因素有很大关系。一旦发现闭经,应及早就医,同时也可以配合食疗方法加以调理。

1. 黄酒鸡血藤

[成分] 鸡血藤 12 克,黄酒 1 盅。

[制法] 鸡血藤研末,黄酒加热。

[功效] 养血活血调经。

[应用] 以黄酒送服,每日 1 次,连服 5 日。治疗血虚闭经。

2. 益母蚕沙煎

[成分] 蚕沙 30 克,益母草 30 克,黄酒 1 碗,加水 1 碗。

[制法] 同煎。

[功效] 活血调经。

[应用] 每次服 1 杯,一日 3 次。适用于血瘀经闭。

3. 益母草红枣茶

[成分] 益母草 50 克,红枣 5 枚,红糖适量,水。

[制法] 将益母草 50 克加水 600 毫升,浸泡半小时后倒入砂锅中,大火煮沸,改小火煮半小时,用双层纱布过滤,约得 200 克药液为头煎,药渣加 500 毫升水,煎法同前,得 200 毫升药液,为二煎;合并药液,加红枣煮沸,改小火煎煮成一碗;加入红糖溶化。

[功效] 温经养血、去瘀止痛。

[应用] 每次服 1 杯,一日 3 次。适用于血虚寒凝型闭经及月经后期者。

4. 糖酒益母草

[成分] 红糖 60 克,酒 100 毫升,益母草 50 克。

[制法] 益母草 50 克,水煎取汁。加红糖 60 克,酒 100 毫升,再煮成一碗。

[功效] 温经活血、调经。

［应用］每晚临睡连续服用。适用于血瘀寒凝型闭经。

5. 山楂内金散

［成分］山楂 30 克,鸡内金 9 克。

［制法］将 2 药共研成细末,放入干燥的器皿中收藏。

［功效］活血散血、通闭调经。

［应用］每次 6 克,每日早、晚服 2 次,温黄酒冲服。适用于血瘀寒凝型闭经。

6. 红糖山楂

［成分］山楂肉 50 克,红糖 30 克。

［制法］山楂用水煎成浓汁,调入红糖。

［功效］活血调经。

［应用］每日分 2 次于早、晚服用。适用于血瘀经闭。

7. 玫瑰桃仁粥

［成分］桃仁 15 克,玫瑰花 12 克,粳米 50 克,红糖 30 克。

［制法］将桃仁浸泡去皮后研磨成泥,玫瑰水煎取液,与粳米、红糖同入砂锅,加水适量,用文火煮成稀薄粥。

［功效］行气、活血通经。

［应用］每日 2 次,连服数日。适用于气滞血瘀型闭经。

8. 月季花粥

［成分］月季花 15 克,粳米 50 克,红糖适量。

［制法］将月季花加水适量,用武火煎沸 10 分钟,去渣取汁。与粳米、红糖同入砂锅,加水适量,用文火煮成稀薄粥。

［功效］疏肝理气、活血通经。

［应用］每日 2 次,连服数日。适用于气滞血瘀型闭经。

9. 当归乌鸡汤

［成分］乌骨鸡一只,当归 10 克,黄酒及其他调味料少许。

［制法］将乌骨鸡宰杀、洗净、剖开切块,放入当归,加水、酒同煮至鸡肉熟烂。

［功效］补精血、通血脉。

［应用］吃肉喝汤。一日数次。适用于精血不足、血脉不通之月经后期、闭经。

10. 三豆红枣饮

[成分] 赤豆、黄豆、黑豆各 15 克,去核红枣 5 枚。

[制法] 赤豆、黄豆、黑豆用净水浸泡,至胀开后和红枣一起用豆浆机做成五谷豆浆。

[功效] 补肾养血。

[应用] 加热后,每日数次饮用。适用于精血不足、血脉不通之月经后期、闭经。

11. 生姜当归羊肉汤

[成分] 当归、生姜各 10 克,羊肉片 100 克。

[制法] 当归、生姜各 10 克,羊肉片 100 克,加水同煮,熟后加盐调味即可。

[功效] 温养、活血调经。

[应用] 饮汤食肉。适宜于月经后延、量少、腹冷痛等症。

🍒 友情提醒

1. 闭经要分辨寒热虚实,然后针对性地选用合适的方法。对闭经久治不愈者,应行妇科检查,以排除器质性病变,同时要观察内分泌指标,以了解性腺轴的功能状况。

2. 平时要注意锻炼身体,但是要避免运动过度;注意经期卫生,经期尤要注意保暖,不贪凉、饮冷,不服寒凉药,两足不受寒,不涉冷水;经期身体抵抗力弱,避免重体力劳动;调摄情志,避免不良情志刺激;加强营养,注意脾胃运化功能,在食欲良好的情况下,可多食肉类、禽蛋类、牛奶及新鲜蔬菜,不食辛辣刺激食品。

九、带下

正常女性带下为少量白色或无色透明无臭味的黏性液体。如果出现带下量明显增多,颜色、黏稠度、气味异常,或伴有全身、身体某些部位出现不适症状(如发热、阴部瘙痒)等情况,就称为"带下病"。更年期若出现异常带下,首先应到医院做检查,以明确疾病的性质类型。若为盆腔炎、宫颈糜烂、阴道炎等疾病引起的,应积极治疗原发疾病。

1. 酒冲鳖甲散

[成分] 鳖甲 30 克,黄酒 250 毫升。

[制法] 同炒至焦黄后,研末。

[功效] 治疗阴蚀带下。

[应用] 每服鳖甲散 2 克,用黄酒适量送服。一日 3 次。适用于带下量多、淋漓不断者。

2. 红糖香椿饮

[成分] 香椿皮 30 克,红糖 30 克。

[制法] 香椿皮水煎 15 分钟,调入红糖。

[功效] 除湿止带。

[应用] 温服。适用于湿热带下、色黄臭秽者。

3. 炒白果

[成分] 银杏 150 克。

[制法] 将银杏炒熟。

[功效] 固涩止带。

[应用] 去壳吃肉。每次 8 枚,每日 3 次。适用于白带量多质稀、腰酸、舌淡、苔薄白、脉沉者。

4. 银杏红糖豆腐

[成分] 银杏 8 枚,豆腐 150 克,红糖 120 克。

[制法] 银杏去壳,将银杏肉与豆腐蒸熟。

[功效] 固涩止带。

[应用] 加红糖后搅匀,1 次吃完。治白带量多质稀。

5. 山药芡实羹

[成分] 芡实粉 12 克、山药粉 25 克,冰糖粉适量。

[制法] 将芡实粉、山药粉,放入瓷碗中,加冰糖粉混匀,沸水冲泡后调匀。

[功效] 健脾补肾、止带。

[应用] 调服。每日 2～3 次。治白带量多质稀。

6. 薏苡黑豆汤

[成分] 薏苡仁、黑豆若干,红糖适量。

[制法] 加水将薏苡仁、黑豆煮烂,用红糖调服。

〔功效〕补肾健脾、止带。

〔应用〕每日 2 次,每次服 60 克,15 日为 1 个疗程。适用于肾虚带下、白带清冷、量多质稀、腰酸、小腹冷痛、舌淡、苔薄白、脉沉迟者。

7. 韭菜炒淡菜

〔成分〕贻贝 250 克,韭菜 120 克,黄酒、盐适量。

〔制法〕将贻贝洗净后放入锅中,烧至略开口,出锅后取出淡菜肉。把炒锅置武火上倒入生油烧热,加盐,倒入洗净切好的韭菜翻炒至半熟,倒入刚取出的淡菜肉,加黄酒,略煮 1～2 分钟沸即可。

〔功效〕补肾止带。

〔应用〕每日 1 剂,1 次服完,佐餐吃,5～7 日为 1 疗程。适用于肾虚带下、白带清冷、量多质稀、腰酸乏力、舌淡、苔薄白、脉细者。

🍒 友情提醒

常见的带下病有白带、黄带及赤白带。如果用上述方法未见明显疗效,应及时去正规医院就诊,以防延误病情。带下涉及的疾病很多,如阴道炎、宫颈糜烂、盆腔炎会出现带下增多,其他妇科疾病如宫颈癌、阴道肿瘤、宫颈息肉、子宫内膜癌、子宫内膜息肉等都可以出现带下增多,故应及时去医院诊治。

预防带下病应注意保持外阴清洁干爽,勤换内裤,注意月经期、产后、流产手术后卫生,禁止盆浴。月经期不要淋雨、赤脚接触冷水和接触阴冷潮湿的环境,以防感受寒湿邪气。不宜多吃油腻、辛辣的食物,以防产生湿热。对有交叉感染的带下病,在治疗期间禁止性生活,性伴侣要同时接受治疗,并禁止游泳和使用公共洁具(如坐厕、澡盆、毛巾等)。

治疗期间使用自己的专用毛巾和洗盆,保持用品的干燥。饮食宜清淡,忌吃辛辣、油腻食物及酒类。

十、阴痒

阴痒即阴道瘙痒,更年期外阴瘙痒原因是多种多样的,有些是因为带下增多、外阴部潮湿,为细菌等病原微生物侵犯引起;有些是接触某些物质,引起外阴皮肤过敏;有些是阴部皮肤黏膜经常用温度过高的热水清洗,造成局部损伤而导致的慢性炎症;有些是精神因素影响;更多的是由于更年期因卵巢功能衰退,雌激素水平降低,阴道壁萎缩,黏膜变薄,上皮细胞内糖原含量减少,阴道内 pH 值上升,局部抵抗力降低,致病菌入侵繁殖引起的老年性阴道炎所致。中医认为造成该病的原因有内因和外因,内因是脏腑虚损,脾虚,肝、肾功能失常;外因多见于阴部局部损伤,湿热生虫,虫毒侵蚀所致。阴痒一症,多采用局部治疗与整体治疗相结合的方法。

1. 当归生地乌梢蛇汤

[成分]乌梢蛇一条,当归 30 克,生地黄 15 克,调味品适量。

[制法]当归、生地黄加水煎煮取汁。乌梢蛇去内脏后,洗净,切段。锅中放植物油适量,用武火翻炒乌梢蛇,断生后,先加黄酒后加药汁,再用文火炖烂,加食盐、葱、姜即可。

[功效]养血、祛风、止痒。

[应用]佐餐服食。适用于阴部干痒、灼热作痛者。

2. 白蒺藜煲瘦肉

[成分]瘦猪肉 250 克,白蒺藜 30 克,调味品适量。

[制法]将猪肉洗净、切片,白蒺藜加水煎煮取汁。同放锅中加清水适量煮沸后炖烂,加食盐、葱、姜、味精调味。

[功效]平肝清热、祛风止痒。

[应用]食肉喝汤。每日 1 剂。适用于阴部瘙痒者。

3. 莲薏煮蚌肉

[成分]莲子 60 克,薏苡仁 60 克,蚌肉 120 克。

[制法]莲子、薏苡仁洗净,蚌肉切成薄片,共入砂锅,加水 750 毫升,文火煮 1 小时即可。

[功效]清热燥湿、止带。

[应用]连服 10 日。适用于带下、阴痒者。

4. 香椿煮面条

[成分]香椿 100 克、面条 100 克、枸杞子 20 克。食盐 3 克、鸡精、胡椒粉少许、色拉油 2 小匙(约 10 克)、清水 500 毫升。

[制法]香椿洗净切成小段,枸杞子用温开水泡 20 分钟;锅内倒入清水,水开后下面条,煮沸时加冷水止扬,再次煮沸,然后转小火煮 3～5 分钟(七至八分熟),捞出待用;锅内倒少许油,放香椿煸炒出香味,倒入清汤;汤

烧开后,加入盐调味,把刚才煮的面条倒入锅内;放泡好的枸杞子煮2分钟,加鸡精、胡椒粉即可出锅。

[功效]清热燥湿、止带。

[应用]吃面喝汤。连服10日。适用于阴部瘙痒者。

友情提醒

　　弄清阴痒症产生的原因,及早预防,及早治疗。饮食疗法只可作为治疗老年性阴道炎的辅助疗法,阴痒重者应去医院检查白带,请医生诊治。

　　做到保持外阴清洁、干爽,避免刺激。穿纯棉内裤,忌穿紧身衣裤、不透气衣裤和化纤制品。少用肥皂、香皂、浴液等刺激外阴,不用过热的热水冲洗阴部。不长期使用阴部洗剂等。不要乱涂药物止痒,以防过敏、损伤。不要经常使用护垫或卫生巾,以免滋生细菌、霉菌等引起感染或湿疹等皮肤病。无明显感染症状时,不要长期使用高锰酸钾粉等清洗阴部或进行阴道冲洗,以免干燥而加重瘙痒。

　　纠正不良习惯,如经常搔抓痒处易致皮肤破损感染;大小便后最好及时清洗阴部及肛门,清洁时是由前阴往肛门方向进行,以防尿液、大便等污染外阴部。注意个人卫生,如注意澡盆的清洁,脚盆和洗阴部的盆要分开,单独使用洗盆,常换内裤。

　　如果反复出现阴痒,可以注意一下周围的东西或环境,找出过敏源,避免接触即可消除症状。

　　糖尿病、肝病、阴道炎、宫颈炎或有尿瘘、粪瘘等的患者易患阴痒,故要及时治疗原发病,当原发病得到很好控制时,阴痒症状就会明显缓解,甚至消失。

十一、老年性阴道炎

　　阴道炎是妇科病中最常见的疾病。进入更年期,由于卵巢功能衰退,雌激素水平降低,阴道壁萎缩,黏膜变薄,上皮细胞内糖原含量减少,阴道内pH值上升,局部抵抗力降低,易受一般病原菌如葡萄球菌、链球菌、大肠杆菌或厌氧菌等细菌感染而引起老年性阴道炎。据统计,女性绝经后约有30%的人会发生老年性阴道炎。除了老年女性,卵巢功能早衰、手术切除双侧卵巢、盆腔放射治疗及化学治疗、人工绝经、哺乳期过长的中青年女性,因为体内雌激素的缺乏,也可发生类似病变。因此,有人也把该病称为萎缩性阴道炎。阴道创伤、子宫内膜炎或盆腔炎也易诱发老年性阴道炎。另外,个人卫生习惯不良,营养缺乏,尤其是 B 族维生素缺乏,可能与发病有关。阴道炎一旦发生,就会出现阴道部种种不适感,如瘙痒、疼痛,或灼热难耐,阴部常常出现异味。老年性阴道炎除了局部治疗,补充少量雌激素也是手段之一,但是考虑雌激素不合理使用易引发子宫内膜癌和乳腺癌,所以,补充雌激素一定要在医生指导下使用,而通过食补可以补充天然黄酮,改善体内 B 族维生素的缺乏,调整机体的免疫状态,比药补更安全。

1. 枸杞蜂蜜茶

[成分] 枸杞子 20 克,蜂蜜 1 匙。

[制法] 将枸杞子放入杯中,加热水,再加蜂蜜即可。

[功效] 补益肝肾、养阴润肤。

[应用] 早、晚饮服。适用于老年性阴道炎患者的保健。

2. 蜂蜜柚子茶

[成分] 蜂蜜柚子茶一瓶。

[制法] 市售。

[功效] 生津润燥、理气和胃。

[应用] 早、晚饮服。适用于老年性阴道炎患者的保健。

3. 枸杞豆浆

[成分] 黄豆 60 克,枸杞子 10 克,水 1 200 毫升,糖适量。

[制法] 黄豆浸泡 6～16 小时,备用;将泡好的黄豆和枸杞子一起放入豆浆机,加入适量水,打碎煮熟,再用豆浆滤网过滤后即可食用。

[功效] 滋补肝肾、益精明目。

[应用] 早、晚饮服。适用于老年性阴道炎患者的保健。

4. 五豆豆浆

[成分] 黄豆 30 克,黑豆 10 克,青豆 10 克,白扁豆 10 克,赤豆 10 克,水 1 200 毫升,蜂蜜适量。

[制法] 5 种豆类浸泡 10 小时,备用;将浸泡好的五豆一起放入豆浆机,加入适量水,打碎煮熟,再用豆浆滤网过滤后,调入蜂蜜即可。

[功效] 补益精血、健脾养胃。

［应用］早、晚饮服。适用于老年性阴道炎患者的保健。

5. 木瓜炖雪蛤

［成分］木瓜 1 个,雪蛤膏 5 克,鲜奶 1 杯,水 1 杯,冰糖 50 克。

［制法］雪蛤膏用水浸四小时或者一晚,至成白色棉花球状,拣去杂质,特别是血丝一定要去除干净,放入滚水中煮片刻,盛起,滴干水分。将木瓜外皮洗干净,纵向用刀于上 1/3 处剖开,上半作盖,下半作盅,挖出核和瓤,待用。冰糖和水一起煲溶,然后放入雪蛤膏煲半小时,加入鲜奶,待滚,滚后注入木瓜盅内,加木瓜盖,用牙签插实,隔水炖 1 小时即可。

［功效］补肾益精、润肤养颜。

［应用］常服。适用于老年性阴道炎患者的保健。

6. 蜂王浆

［成分］蜂王浆。

［制法］市售。

［功效］补益精气。

［应用］取蜂王浆 1～2 匙,早、晚空腹温水冲服。适用于老年性阴道炎患者的保健。

 友情提醒

　　如果老年性阴道炎的症状比较明显,应去医院做局部治疗。患者在日常生活中还要注意保持外阴清洁,每日用温水清洗外阴,宜选用宽大的、全棉的内裤,并每日更换;多吃含维生素丰富的食物,适当补充鱼肝油。

十二、子宫脱垂

　　子宫脱垂是指子宫位置下移至坐骨棘水平或脱出于阴道口外而言。常由于生育过多,分娩时处理不当或产妇体质虚弱使子宫韧带、盆底肌肉和筋膜松弛所引起。更年期是女性生理功能从成熟到衰老的一个转变时期,也是从生育成熟期进入老年期的过渡时期。在此期间,卵巢功能逐渐衰退直至最后消失。因此,女性在更年期及老年期一方面由于卵巢功能衰退,雌激素水平低下,使盆底组织及子宫的悬吊装置变得薄弱,张力减退;另一方面,随着年龄的增长,女性的体质也逐渐衰弱,全身的组织张力亦日趋减退。故更年期及老年期的女性容易发生子宫脱垂。所以,做好女性更年期及老年期的保健,对预防子宫脱垂也是极为重要的。中医学称本病为阴挺或阴脱,认为与肾气不足、中气虚陷有密切关系。

1. 黄芪白术炖鸡汤

[成分] 鸡 1 只,黄芪 30 克,白术 30 克,生姜 1 块,料酒、食盐适量。

[制法] 将鸡宰杀干净烫去血水,入砂锅或炖锅加冷水开始烧,加入姜片、料酒去腥;黄芪、白术用纱布包好,水开后一起加入锅中,用小火慢炖 1.5 小时,再用盐调味。

[功效] 补益气血、去除疲劳。

[应用] 吃鸡喝汤。适用于更年期气短乏力、精力不济、子宫脱垂者。

2. 黄芪炖蛇肉

[成分] 黄芪 60 克,乌梢蛇一条,生姜 3 片,黄酒及其他调味料适量。

[制法] 乌梢蛇去内脏后,洗净,切段。锅中放植物油适量,用武火翻炒乌梢蛇,断生后,先加黄酒,后加黄芪,再加水,用文火炖烂,加食盐、葱、姜调味即可。

[功效] 益气升阳。

[应用] 佐餐。适用于更年期气短乏力、精力不济、子宫脱垂者。

3. 荔枝酒

[成分] 荔枝 1 000 克,陈酒各 1 000 毫升。

[制法] 荔枝连核浸入陈酒中,放置 1 周即可。

[功效] 益精固涩。

[应用] 每日早、晚各饮 1 杯。适用于精力不济、子宫脱垂者。

4. 鲻虎鱼汤

[成分] 鲻虎鱼 1 条,党参、黄芪、山药各 30 克,油 50 克,盐等其他调味料适量。

[制法] 鲻虎鱼去鱼鳞、鱼鳃、内脏后洗净,党参、黄芪、山药事先用水浸泡;锅烧热后放油,至油七成熟时候,下鲻虎鱼,两面烧煎一下,不必上色,然后加入料酒、党参、黄芪、山药,武火烧开后用文火炖至汤色呈乳白色时,加调味料即可。

[功效] 健脾益气。

[应用] 吃鱼肉喝鱼汤。适用于气血不足之精力不济、子宫脱垂者。

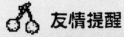

友情提醒

　　更年期及老年期的女性，应特别注意劳逸结合，避免过度疲劳。同时，更要注意保持心情舒畅，减少精神负担，排除紧张、焦虑、恐惧的心情。患者要注意营养，充分休息，避免持重远行，禁房事。适当进行身体锻炼，坚持做肛提肌运动锻炼，以防组织过度松弛或过早衰退。积极防治慢性支气管炎和习惯性便秘，定期进行全身及妇科检查，以便及早发现和治疗。若伴有阴道炎、宫颈炎，应定期去医院做检查，以便及时治疗。根据病情，必要时可采用手术方式进行治疗。

十三、慢性盆腔炎

　　慢性盆腔炎多数为急性盆腔炎未能彻底治疗，或患者体质差，病程迁延而引起。慢性盆腔炎的全身症状不明显。有时可有低热、易感疲乏、精神不振、周身不适、失眠等。由于慢性炎症形成的瘢痕、黏连及盆腔充血，可引起下腹部坠胀、疼痛及腰骶部酸痛。常在劳累、性交后、排便时及月经期前后加重。更年期女性由于体质下降，所以以往有慢性盆腔炎者，也会在这一时期出现下腹部坠胀、疼痛、腰骶部酸痛等症状。

1. 红糖公英益母汤

　　［成分］益母草 250 克，蒲公英 250 克，红糖 25 克，甘草 3 克。加水 500 毫升，煮沸 5 分钟即可。

　　［制法］将益母草、蒲公英、甘草加水煎熬后滤出汁液，加红糖 25 克即成。

　　［功效］活血化瘀、清热解毒。

　　［应用］分 3 次温饮，每日 1 剂。治疗慢性盆腔炎。

2. 地栗海蜇丝

　　［成分］海蜇 250 克，地栗 150 克。蒜、盐、麻油适量。

　　［制法］海蜇事先用水浸泡去咸味及明矾，切成细丝。地栗洗净后去皮，切丝。将海蜇丝与地栗丝拌匀后加调味料即可。

　　［功效］清热散瘀。

　　［应用］佐餐。适用于慢性盆腔炎。

3. 三花茶

　　［成分］茉莉花 5 克、玫瑰花 5 克、金银花 5 克。

[制法] 将茉莉花、玫瑰花、金银花置于杯中,沸水冲泡。

[功效] 疏肝理气、清热解毒。

[应用] 作为茶饮。适用于慢性盆腔炎小腹胀痛者。

4. 普洱菊花茶

[成分] 普洱茶 5 克,菊花 5 克,茉莉花 5 克,玫瑰花 5 克。

[制法] 将上四味置于杯中,沸水冲泡。

[功效] 清热除湿、行气活血。

[应用] 作为茶饮。适用于慢性盆腔炎小腹胀痛者。

5. 薏苡仁赤豆汤

[成分] 薏苡仁 50 克,赤豆 50 克。

[制法] 将薏苡仁、赤豆洗净后放入锅中,加水浸泡 2～4 小时,再用武火煮开,然后文火焖炖至烂熟。

[功效] 清热利水、解毒除湿。

[应用] 每次一小碗,每日 2～3 次服完。适用于慢性盆腔炎小腹胀痛者。

6. 荠菜炒山药

[成分] 荠菜 300 克,山药 100 克。食用油、白酒、盐适量。

[制法] 将荠菜洗净,切段,山药洗净,去皮,切片。锅内放食用油约 50 克,开火,烧至油七八成熟,下荠菜与山药翻炒,至热气腾腾时,放少许白酒、盐,继续翻炒,煸炒出荠菜香味并滚起,即可以装盘。

[功效] 清热解毒,利尿止血,健脾益肾。

[应用] 经常食用。适用于慢性盆腔炎者。

7. 清炒马兰头

[成分] 马兰头 500 克,食用油 50 克,白酒、盐适量。

[制法] 将马兰头洗净。锅内放油,烧至油七八成熟,下马兰头翻炒,至热气腾腾时,放少许白酒、盐,继续翻炒,煸炒出香味并滚起,即可以装盘。

[功效] 清热解毒。

[应用] 经常食用。适用于慢性盆腔炎者。

8. 参芪杜仲炖乌鸡

[成分] 乌鸡 1 只,党参、黄芪、山药、茯苓各 30 克,生姜 10 克,盐等其他调味料适量。

[制法] 乌鸡宰杀后，去毛、内脏后洗净，党参、黄芪、山药事先用水浸泡。高压锅内放入乌鸡、党参、黄芪、山药、茯苓、生姜，再放入料酒和水，加盖。炖至鸡肉烂熟，吃时加调味料。

[功效] 健脾益气、利水。

[应用] 吃乌鸡肉，喝汤。适用于慢性盆腔炎腰酸乏力，劳累后容易发作者。

 友情提醒

　　慢性盆腔炎疲劳时容易反复发作，因此要注意劳逸结合，不能过于劳累，饮食上要增加营养，增强体质，提高抵抗力。治疗需要时间，要解除顾虑，增强治疗信心。

十四、皮肤瘙痒

皮肤瘙痒是一种症状，老年人比较常见。但是更年期女性也不少见。尤其是在冬天，皮肤容易干燥，那些经常爱用很烫的水洗澡，或使用碱性重的肥皂或药皂洗澡者发生皮肤瘙痒的概率很高。瘙痒通常发生在小腿部位，因为抓痒，可以逐步蔓延到大腿，甚至周身。初起并无皮肤损害，由于经常搔抓，患处可出现抓痕、血痂、色素沉着及苔藓样或湿疹样变化，有时可继发感染。自觉全身瘙痒，但以躯干及下肢最明显，夜间入睡前瘙痒尤甚，一般为阵发性，严重者为持续性瘙痒，阵发性加剧，有时难以忍耐。当然皮肤瘙痒与许多系统疾病如内分泌的改变、消化不良、便秘、过敏、动脉硬化、糖尿病、肝胆疾病和肿瘤等都有关系。若皮肤瘙痒是疾病引起，首先治疗原发病；如主要是由于皮肤萎缩退化，皮脂腺和汗腺分泌减少而皮肤干燥所引起的，中医认为这属血虚风燥，治疗宜养血润肤，疏风止痒，可以用一些食疗方法。

1. 蜂蜜黑芝麻糊

[成分] 黑芝麻250克、藕粉250克，蜂蜜1瓶。

[制法] 黑芝麻拣去杂质，放入滤勺中，用冷水冲去灰沙后晾干，用微波炉小火转至熟。用粉碎机粉碎后备用。

[功效] 养血润燥。

[应用] 每日取芝麻粉25克，藕粉12克，沸水冲入后调入蜂蜜一匙食

用。一日 2 次。作为皮肤瘙痒的食疗。

2. 核桃杏仁露

〔成分〕核桃 40 克,杏仁 20 克,清水适量。

〔制法〕将杏仁与核桃装入豆浆机网罩内,杯体内按规定加入清水。启动豆浆机,将其制成浆,然后煮熟。

〔功效〕养肤润燥。

〔应用〕每日饮用。有滋润皮肤、通便除燥的作用。

3. 大枣雪梨膏

〔成分〕金丝枣 10 枚,雪梨膏 20 毫升。

〔制法〕将枣先泡半小时,入砂锅内加水煮至枣烂后加入雪梨膏。

〔功效〕润肺护肤、健脾益气。

〔应用〕用开水冲服。适用于冬季皮肤干燥脱屑,老年皮肤瘙痒者。

4. 桑椹膏

〔成分〕桑椹鲜果 500 克,蜂蜜 60 克。

〔制法〕桑椹鲜果洗净后捣烂滤出汁液,文火熬浓,加蜂蜜再熬成膏状,冷却后贮藏于瓶中。

〔功效〕养血润燥。

〔应用〕取出 1 匙,每日 1～2 次。温开水冲服。适用于皮肤干燥瘙痒者。

5. 当归乌蛇汤

〔成分〕乌蛇 1 条,当归 30 克。黄酒、盐、油、姜片适量。

〔制法〕将乌蛇斩去头尾,剥皮,除内脏,洗净,切段;当归事先浸泡 1 小时,然后煎熬取汁;铁锅烧热后放油,至油开,倒入蛇肉翻炒,加黄酒,然后加上当归汁与水,慢慢熬制至蛇肉熟烂,加入盐和姜片即可。

〔功效〕养血、祛风止痒。

〔应用〕吃肉喝汤,经常服用。适用于血虚生风、皮肤瘙痒者。

6. 五豆豆浆

〔成分〕黄豆 30 克,黑豆 10 克,青豆 10 克,豌豆 10 克,花生米 10 克,水 1 200 毫升。

〔制法〕将 5 种豆类浸泡 6～16 小时,备用;将浸泡好的五豆装入豆浆机网罩中,往杯体内加入清水,启动豆浆机,10 多分钟后豆浆煮熟即成。

［功效］补益精气、养血润燥。

［应用］每日饮用。适用于阴血不足、皮肤瘙痒者或保健饮品。

 友情提醒

　　皮肤瘙痒是一个症状，机体代谢紊乱和内分泌异常是引起皮肤瘙痒的重要原因之一。神经衰弱、甲亢、白血病、恶性肿瘤、糖尿病及肝胆疾患等都可以出现皮肤瘙痒。因此，首先要弄清是什么原因导致了皮肤瘙痒，一定要排除上述疾病，否则就可能耽误病情。

　　本病的治疗，还要注意情绪调控，饮食上忌烟酒、浓茶及辛辣食品；尽量避免搔抓、摩擦，避免用碱性重的沐浴露、香皂及热水烫洗，沐浴后在皮肤上及时涂抹润肤品；如皮肤瘙痒是某些病的一个症状时，应以治疗原发性疾病为主。结合外治，局部可外用皮质类固醇激素软膏或霜及止痒药水等。但激素类药膏一般不能长期使用，长期使用会导致局部皮肤萎缩、色素沉着或者多毛等副作用。适当补充钙剂、维生素 **A**、维生素 **C** 及复合维生素 **B**。

十五、面部色斑

　　面部色斑是指和周围颜色不同的斑点，是由于皮肤黑色素的增加而形成的一种常见面部呈褐色或黑色素沉着性、损容性的皮肤疾病，多发于面颊和前额部位，日晒后加重，多见于女性，与月经紊乱也有一定关系，属于中医的黛黑斑、肝斑。中医认为，黄褐斑多因精血不足，不能上荣于面，或气滞血瘀，代谢废物不能有效排除，淤积皮下，致使色素沉着而形成。

　　更年期女性易为气滞所伤，加之月经、孕产等耗伤气血，故易出现黄褐斑。黄褐斑发生的原因很复杂，个体差异造成病情的不同。但不管哪种原因引起的黄褐斑，只要有效地医治有关疾病，调节内分泌平衡，消除黑色素合成的病理因素，科学地护理皮肤，保持毛孔通畅以利于黑色素顺利排泄，就有可能消除黄褐斑。食疗也是方法之一。

1. 蜂蜜柚子茶

［成分］柚子皮 50 克，蜂蜜 500 克。

［制法］将柚子皮切成薄片，放入蜂蜜 500 克，装入瓶中备用。

［功效］疏肝解郁、除斑。

［应用］取蜂蜜柚子 2 匙,用开水冲饮。若放入新鲜薄荷叶 1 片,一起冲饮更佳。每日数次饮用。有利于黄褐斑消退。

2. 补血消斑粥

［成分］熟地黄 30 克,当归 10 克,白芍药 12 克,川芎 5 克,女贞子、丹参、枸杞子各 15 克,红枣 10 克、粳米适量。

［制法］熟地黄、当归、白芍药、川芎、女贞子、丹参、枸杞子水煎,取汁,加红枣、粳米煮粥。

［功效］补血养颜、消斑。

［应用］每日 1 剂,10 剂 1 个疗程。可多服几个疗程,可使黄褐斑逐渐消退。

3. 养阴甲鱼汤

［成分］甲鱼 1 只,鲜生地、鲜黄精各 50 克,白术、白菊花、白茯苓、淡竹叶各 10 克。调味料适量。

［制法］将甲鱼宰杀、剖开、洗净、切块;上药水煎取汁;甲鱼与药汁同煮,煮烂后放入调味料即成。

［功效］养阴清热、除斑。

［应用］分数次服。适用于因肾虚蕴热而导致的黄褐斑者。

4. 薏苡仁汤

［成分］薏苡仁 50 克。

［制法］水煎。

［功效］健脾利湿。

［应用］每日 1 剂。适用于脾虚湿重之黄褐斑患者。

5. 西红花茶

［成分］西红花 1 克。

［制法］每次取 5～10 瓣冲水。

［功效］活血化瘀。

［应用］即冲即饮。有利于消斑美容。

6. 红花酒

［成分］红花 50 克,白酒 500 毫升。

［制法］红花泡酒中。一周后可以饮用。

［功效］活血化瘀。

［应用］每日少量饮用。有利于消斑美容。

> ## 🍒 友情提醒
>
> 1. 由于皮肤色素的改变是一个缓慢的过程,故无论是用药物、食物治疗,还是使用祛斑化妆品,都不会很快见效,所以要有耐心。
>
> 2. 压力、偏食、睡眠不足等不良生活习惯使皮肤的代谢不佳,令黑色素增加,所以要保持心情舒畅,保证充足的睡眠时间。此外,不偏食。
>
> 3. 避免日晒,以减轻紫外线对皮肤的影响。
>
> 4. 多食含维生素 C 丰富的新鲜黄绿色蔬菜和山楂、橘子、鲜枣等水果,以及富含维生素 E 的食物如卷心菜、花菜和白芝麻等。

十六、面部痤疮

痤疮俗称"青春痘",但其实这并非是青春期的"特产",更年期痤疮在临床中也不少见。更年期因卵巢功能衰退,雌激素分泌减少,雌雄激素比例失衡,肾上腺源雄性激素相对过甚,因而也会导致痤疮。更年期痤疮多为轻至中度痤疮,皮损以上唇及颏部最多;其次为颊部、额部,多呈散在分布。以粉刺及炎性丘疹或丘脓疱疹为主,少数有炎性结节。中医认为更年期痤疮与阴虚火旺、肝经郁热、气滞血瘀、脾虚湿热等因素有密切的关系。

1. 清炒马兰头

［成分］马兰头 500 克,食用油、麻油、蒜头、白糖、精盐、味精、麻油各适量。

［制法］将马兰头择去老根洗净,放入沸水中焯一下,捞出沥干;炒锅洗净置旺火烧热,倒入植物油,油烧至七成热时放入马兰头翻炒,加白糖、精盐调味,最后放味精、麻油拌匀即可出锅。

［功效］清热凉血。

［应用］每日 1～2 次,连服两周左右。适用于面部痤疮。

2. 凉拌香干马兰头

［成分］马兰头 500 克,香干两块,盐、白糖、香油适量。

［制法］择去马兰头老根,清洗干净;煮开一锅水,放入马兰头煮约两分钟捞出,浸在冷水里几分钟后捞出,控干水分备用;将马兰头切碎,香干切成碎丁,切得越细小越好;将马兰头与香干混合,拌入盐、糖和香油,拌匀后腌 20 分钟即可。

〔功效〕清热凉血。

〔应用〕经常食用对痤疮有辅助治疗作用。

3. 黑木耳炒芹菜

〔成分〕芹菜200克,木耳(水发)30克,杜仲10克。食盐5克,植物油50克。

〔制法〕将杜仲烘干研成细粉;黑木耳用清水发后去蒂根;芹菜洗净后切成段;将炒锅置武火上烧热,加入素油,待油烧热至六成时,随即放入芹菜、木耳、盐、杜仲粉炒至芹菜断生即成。

〔功效〕补益肝肾、平肝清热。

〔应用〕经常食用。对痤疮、高血压病有辅助治疗作用。

4. 西芹炒百合

〔成分〕西芹250克,鲜百合1头。蘑菇精、盐适量,橄榄油1汤匙(15毫升),香油1茶匙(5毫升)。

〔制法〕芹菜摘去叶子,用水焯一下,破丝,切段,百合剥开一瓣瓣的,除去百合老衣;炒锅放橄榄油烧至七成热,放入焯好的芹菜,略翻,放百合;待百合边缘变透明,加盐和蘑菇精,迅速翻炒至匀,淋少许香油即可出锅。

〔功效〕清热解毒、养心安神、润肺止咳,养颜美容。

〔应用〕每日3次,食用,连食10~14日。对痤疮、肺热咳嗽、心烦失眠及便秘有效。

5. 荠菜豆腐羹

〔成分〕荠菜250克,豆腐250克。

〔制法〕荠菜洗净、切碎;锅里放入清水,待水开后放入荠菜、豆腐,滚开后加上食盐少许调味,用淀粉勾芡,淋上麻油即可。

〔功效〕清热凉血。

〔应用〕经常食用对痤疮、高血压病有辅助治疗作用。

6. 糖酸凉拌芹菜

〔成分〕芹菜、木耳、生抽酱油、白糖、醋各适量。

〔制法〕芹菜洗净、去叶、切片,切的形状可以随意,木耳在清水里泡好,洗净,用手撕开。锅里放凉水,烧开后放一点盐,这样会使菜的颜色翠绿诱人。然后分别将芹菜与木耳在开水里焯一下,焯好的芹菜、木耳放在漏勺里控干水分再放调料。调料要先调好糖醋汁,糖和醋的比例为2∶1,再放酱油,汁调好后均匀地浇在芹菜木耳上面即可。

〔功效〕清热凉血、通便祛痘。

〔应用〕经常食用。对痤疮、高血压、便秘有辅助治疗作用。

7. 薏苡仁绿豆饮

〔成分〕生薏苡仁100克,绿豆25克,白糖适量。

〔制法〕生薏苡仁、绿豆洗净,在清水里泡一日。入锅,先用武火烧开,再用文火烧至粥状,加白糖服用。

〔功效〕清热利湿。

〔应用〕每日1次,连服7日,对痤疮具有一定的功效。

8. 百合绿豆汤

〔成分〕百合50克,绿豆50克。

〔制法〕百合洗净,绿豆在清水里泡涨,同煮。

〔功效〕清心除烦。

〔应用〕经常食用对面部痤疮、心烦失眠、小便色黄有一定防治效果。

9. 疏肝活血益母粥

〔成分〕丹皮、益母草各15克、柴胡10克,粳米50克,蜂蜜适量。

〔制法〕丹皮、益母草、柴胡水煎取汁,入粳米同煮为粥。加蜂蜜调味。

〔功效〕疏肝活血。

〔应用〕每日1剂,分早、晚服用,连服1个月。对痤疮色暗或伴有月经不调者有一定效果。

10. 金银花茶

〔成分〕金银花30克、甘草5克。

〔制法〕金银花、甘草入锅中,加适量水熬制后,去渣取汁。

〔功效〕清热解毒。

〔应用〕经常饮用,对痤疮有辅助治疗作用。

 友情提醒

　　尽量保持心情愉快,避免焦虑烦躁。注意睡眠充足,不要熬夜,生活起居不正常或熬夜会使痤疮越来越严重。

　　饮食上清淡为宜,避免油炸、油腻、辛辣食品,少吃甜食、炒货。

　　皮肤油腻者可以选用中性肥皂温水洗脸。皮损处避免用手挤压,不要使用油性的化妆品与保养品。

十七、潮热

潮热是更年期特征性症状,中医认为这是由于肝肾阴液不足,阴不能制约阳气,虚热内生,气火上炎造成。现代医学认为是内分泌和自主神经功能障碍所致。

更年期潮热具体表现为自觉发热阵作,不能自制,该热与天气无关,也不是感冒发热,而是莫名其妙的一阵发热,在情绪焦躁情况下更容易多发,发作时感觉热往头面一哄而上,出现面红甚至汗出,心烦焦躁,不能忍受,但一会儿热退汗止,又回到原来的状态。一天可以发作数次。以下的食疗方可供调理。

1. 天麻鸭

[成分]水鸭1只(约1500克),天麻30克,黄酒、细盐适量。

[制法]将活鸭杀死,洗净后淋上黄酒2匙,撒上细盐1匙略腌一下,30分钟后入锅。天麻事先泡软,切成薄片,也放入锅内,加水旺火烧开后小火焖炖至鸭肉酥烂。

[功效]养阴潜阳。

[应用]饭前空腹食,每次1小碗,每日2次。适用于更年期潮热、头晕者。

2. 冰糖银燕

[成分]银耳15克,燕窝3克,冰糖适量。

[制法]将银耳择洗干净、热水泡发,燕窝也用热水泡发,隔水炖熟,放入冰糖调味。

[功效]养阴生津润燥。

[应用]早晚各1次服用,连服10~15日。适用于更年期潮热、头晕、口干便秘、皮肤干燥者。

3. 百合蜜糊

[成分]新鲜百合1000克,蜂蜜适量。

[制法]百合洗净,晒干或烘干,研粉,装瓶盖紧备用。百合粉1匙,加冷水2~3匙调成薄芡,再用沸水冲泡,加蜂蜜拌匀。

[功效]养阴润燥、养心补肺。

[应用]每日2次,连服1个月。适用于更年期潮热、口干、心烦者。

4. 藕粉地栗糊

[成分] 藕粉、地栗粉各 1 匙。

[制法] 取藕粉、地栗粉各 1 匙,加冷开水 2～3 匙调成薄芡,再用沸水冲泡,加冰糖粉拌匀。

[功效] 养阴润燥、健脾和胃。

[应用] 每日 2 次,连服 1 个月。适用于更年期潮热、口干、胃中嘈杂者。

5. 地骨皮炖甲鱼

[成分] 甲鱼 1 只,地骨皮 30 克,黄酒、细盐适量。

[制法] 将甲鱼宰杀,取出内脏,洗净后淋上黄酒 2 匙,撒上细盐 1 匙略腌一下,30 分钟后入锅,地骨皮用纱布包好扎紧,也放入锅内,加水旺火烧开后小火焖炖至甲鱼酥烂,弃地骨皮后装盆。

[功效] 养阴清热、潜阳。

[应用] 食甲鱼肉喝汤,每次 1 小碗,每日 2 次。适用于更年期潮热、头晕者。

 友情提醒

1. 尽量保持心情愉快,避免焦虑烦躁。

2. 饮食宜清凉、养阴生津类食品,可吃些凉性的果蔬,如百合、番茄、鲜藕、银耳、西瓜、梨、芦柑、橙、苹果、柿子等,以及凉性的食物如甲鱼、鸭子、丝瓜、苦瓜等。忌食辛辣刺激、油炸烘炒的动火之品。

十八、汗出异常

汗出异常是更年期常见的症状之一,多表现为白天或夜间一阵阵上半身发热、脸红、汗出,中医认为这种汗出与肾精亏虚、阴阳失调密切相关,西医认为是内分泌及自主神经系统紊乱所致,更年期汗出异常与典型的自汗、盗汗表现均有所不同,自汗是指白天不因劳动、日晒、厚衣或发热而汗自出的情况,盗汗是指夜间入睡后不自觉的汗出,醒后汗止的情况。而更年期的汗出一般都是在清醒的状态下,常常伴有容易激惹的情况,心烦焦躁、疲劳、情绪变化、气候闷热,以及轻微的声光刺激均可以成为诱因。

1. 山萸肉粥

[成分] 山茱萸 20 克,糯米 50～100 克。

[制法] 将以上两物共入砂锅中并加水 500～600 毫升,用慢火煮熬至

米烂粥稠,表面有粥油为度。

[功效] 补益肝肾。

[应用] 每次 1 小碗,作早餐或点心食用。10 日为 1 个疗程,休息一周后依法再服,连服 2～3 个疗程。适合于腰膝酸软、虚汗不止者。

2. 五味子粥

[成分] 五味子 30 克,糯米 50～100 克。

[制法] 将以上两物共入砂锅中并加水 500～600 毫升,用慢火煮熬至米烂粥稠即可。可加蜂蜜少许调味。

[功效] 养心安神、敛汗。

[应用] 每次 1 小碗,作点心食用。适合于虚汗不止、失眠多梦患者。

3. 糯稻根煎

[成分] 糯稻根须 30 克,桑椹子 10 克,五味子 5 克。

[制法] 将药物加水煎。

[功效] 养阴、除热、止汗。

[应用] 每日 3 次煎服。适用于汗多、失眠者。

4. 芪枣麦味汤

[成分] 黄芪 15 克,五味子 10 克,浮小麦 60 克,大枣 10 枚,白糖少许。

[制法] 将大枣用刀切开,与浮小麦、五味子、黄芪共放锅内,加水适量,熬浓,去渣留汁,加上适量白糖,凉后可用。

[功效] 益气养阴、固表止汗。

[应用] 每日 1 剂,1 次服完,连服 7～10 剂。适用于气阴不足、汗多、容易感冒之人。

5. 乌梅麦枣汤

[成分] 乌梅 15 枚,小麦 30 克,大枣 10 枚。

[制法] 将上述 3 种食材共放锅内,加水适量,熬浓,去渣取汁。

[功效] 养阴生津、柔肝敛汗。

[应用] 每日 1 剂,1 次饮完,连服数剂,适用于更年期烘热汗出者。

6. 龙牡桑梅汤

[成分] 桑椹 30 克,红枣 10 枚,乌梅 7 枚,煅龙骨、牡蛎各 24 克。

[制法] 将煅龙骨、牡蛎用纱布包牢,与乌梅、红枣、桑椹放置锅内,加水适量,共煮至烂,除去渣滓取汁。

[功效] 镇惊安神、平抑肝阳、收敛固涩。

〔应用〕每日 1 剂,1 次饮完,连服 7～10 剂。适用于烘热汗出、盗汗者。

7. 枣梅蜜饮
〔成分〕酸枣仁 10 克,乌梅 12 克,小麦 30 克。

〔制法〕将上三味加水煎煮取浓汁。

〔功效〕安神敛汗。

〔应用〕调拌蜂蜜冲服。适用于失眠、多汗者。

8. 乌梅豆麦汤
〔成分〕乌梅 15 克,浮小麦 30 克,黑豆 30 克,白糖 15 克。

〔制法〕前三味加水煎煮约 30 分钟,滤出汁液,加糖即成。

〔功效〕收敛固涩、止汗。

〔应用〕每日 1 剂,连服 7 日。适用于更年期汗出异常、盗汗者。

9. 韭黄煮蚬肉
〔成分〕韭黄、蚬肉各 150 克。

〔制法〕韭黄同蚬肉一起煮熟。加油、盐调味。

〔功效〕止虚汗、增食欲。

〔应用〕喝汤。治疗更年期出汗。

10. 樱子根散
〔成分〕金樱子根 12 克,五倍子 12 克,桑螵蛸 6 克。

〔制法〕将金樱子根、五倍子、桑螵蛸研成细末。

〔功效〕收敛止汗。

〔应用〕取末用蜂蜜调拌后温开水冲服,每日 2 次,连服 7 日。适用于更年期盗汗者。

11. 碧桃干大枣汤
〔成分〕碧桃干 30 克,大枣 10 枚。

〔制法〕碧桃干炒至外皮开始变焦,立即加水适量,加大枣一起煎熬取汁。

〔功效〕养心敛汗。

〔应用〕每晚睡前服。适用于更年期盗汗者。

12. 黑豆汤
〔成分〕黑豆 100 克。

〔制法〕加水煮汤。

〔功效〕滋养补虚、止汗。

［应用］喝汤吃豆，经常食用，适用于更年期汗出较多及阴虚盗汗等症者。

友情提醒

汗为心液，出汗同心理活动有密切的关系，因此应尽量保持心情愉快，避免焦虑烦躁。

饮食上避免食辛辣刺激、油炸烘炒的动火之品。衣衫厚薄要适宜，要穿棉麻真丝等透气透湿的衣服。不要滥用辛温发汗药。

十九、悲伤

悲伤作为一种负面情绪，通常指是由分离、丧失和失败引起的情绪反应，包含沮丧、失望、气馁、意志消沉、孤独和孤立等情绪体验。持续的悲伤不仅使人感到孤独、失望、无助，甚至会引发临床抑郁；悲伤也会损害人的身体，悲伤的持续会削弱个体的身体免疫功能，使人患消化系统疾病、心血管疾病、肿瘤等心因性疾病，严重的悲伤甚至影响生理机能而导致猝死。在更年期，伴随着生理上的一些变化，有一部分女性会出现情绪的低落，容易悲伤、哭泣。中医认为，悲则气消，会削弱人的正气，因此要加以重视。除了药物与心理调治，食疗也可以作为辅助手段。

1. 甘麦大枣汤

［成分］炙甘草12克，小麦18克，大枣9枚。

［制法］上三味加水适量，小火煎煮，取煎液2次，混匀。

［功效］养心安神、补脾和中。

［应用］早晚温服。适用于更年期女性脏躁悲伤者。

2. 黄花菜烧肉

［成分］猪瘦肉500克，黄花菜干80克，盐少许。

［制法］黄花菜干洗净，事先用水泡软，将猪瘦肉洗净，切成小块，备用。黄花菜同猪肉、盐一起放入煲中煲至肉烂，放食盐适量。

［功效］养气益血、养血平肝、补虚通乳。

［应用］吃菜肉喝汤，每日2次。适用于情绪低落、悲伤者。

3. 合欢蜂蜜饮

［成分］合欢蜂蜜。

［制法］市售。

［功效］养胃补虚、滋阴补阳、生精益血、促进细胞再生。

［应用］取合欢蜂蜜 1～2 匙。温水兑服。适用于心神不安、忧郁失眠者。

4. 百合地黄汤

［成分］百合 100 克,生地黄汁 200 毫升。

［制法］以水浸洗百合一宿,去其水;再以泉水 400 毫升,煎取 200 毫升,去滓;入地黄汁,煎取 300 毫升。

［功效］滋阴清热、安心补神。

［应用］分 2 次温服。适用于更年期女性阴虚内热、神志恍惚、沉默寡言或心烦悲伤、口苦、尿赤者。

二十、胆怯

胆怯是胆虚所致心中畏惧、不敢见人之证。《石室秘录》卷三中说:"凡人胆怯不敢见人者,少阳胆经虚也。而所以致少阳胆经之虚者,肝木之虚也。而肝木之衰,又因肾水之不足。"更年期多肝肾不足,所以有一部分人会出现畏惧、胆怯,遇事惊悸不安、心烦不眠或夜多异梦等情况。可以选用以下食疗方。

1. 珍珠三七粉

［成分］珍珠粉 1 克,三七粉 1 克。

［制法］将珍珠粉、三七粉放入杯中,沸水冲泡。

［功效］镇静安神、活血化瘀。

［应用］日饮 1～2 次。适用于胆怯易惊、心悸心痛者。

2. 牡蛎萝卜汤

［成分］牡蛎 6 只,大白萝卜半根。葱、胡椒粉、高汤、调味品适量。

［制法］将新鲜牡蛎剖开后取出肉,用盐水洗净;萝卜洗净后,去皮切条;将适量高汤倒入锅中,加白萝卜条煮至透明,下入牡蛎肉,烹入料酒氽烫 2 分钟,加精盐、白胡椒粉调味,撒葱花即可。

［功效］滋阴养血、调中补虚、壮胆定神。

［应用］佐餐。适用于胆怯易惊者。

3. 甘麦大枣汤

［成分］炙甘草 12 克,小麦 18 克,大枣 9 枚。

〔制法〕上三味加水适量,小火煎煮,取煎液 2 次,混匀。

〔功效〕养心安神、补脾和中。

〔应用〕早晚温服。对更年期女性心神不定、胆怯忧伤有一定作用。

4. 龙牡养心膏

〔成分〕熟地黄、龟版、龙骨、牡蛎各 300 克,党参、大枣、麦门冬、白术、山药、五味子、茯苓各 150 克,甘草 30 克,冰糖 250 克。

〔制法〕熟地黄、龟版、龙骨、牡蛎、党参、大枣、麦门冬、白术、山药、五味子、茯苓、甘草一起煎煮取汁,浓缩成清膏,加冰糖再熬,至滴水成珠即可。

〔功效〕补益肝肾、和胃健脾、养心壮胆。

〔应用〕每取 10 克,开水冲服。早、晚空腹服 2 次。适用于更年期胆怯易惊、夜寐不安、消化不良者。

5. 温胆汤

〔成分〕半夏、陈皮、茯苓、枳壳各 10 克,竹茹、生姜、大枣各 6 克,甘草 3 克。

〔制法〕将半夏、陈皮、茯苓、枳壳、竹茹、生姜、大枣、甘草放入锅中,加水煎熬取汁两遍。

〔功效〕理气化痰、和胃利胆。

〔应用〕每日分 2 次饮服。适用于更年期胆郁痰扰之胆怯心悸、失眠者。

友情提醒

弄清为什么会出现胆怯,是因为一次令人害怕的经历,还是周遭的环境,还是那些不必要的担忧、莫名的焦虑,还是身体的原因所导致的。要多与朋友交流,他们会给你良好的建议,千万不要去相信迷信。要学会冷静分析,淡定处事,勇敢面对。因为很多情况是身心两方面的原因,所以要与医生多沟通,及时诊断治疗,走出阴影,享受阳光。

二十一、烦躁

烦躁善怒是更年期女性常见的情绪变化之一。烦躁不安,情绪激动,怒气冲冲,好似变了一个人。中医理论认为,心为君主之官,肝为将军之官,烦

女性更年期食疗

躁善怒主要与心肝有关。更年期女性由于阴血不足,心失所养,心火容易偏亢,产生心烦;肝失柔养,气机不能调畅,"将军"就容易发怒。而且心火与肝火经常相互影响,心火旺肝火也旺,这样心烦易怒就产生了。心火旺主要表现为心烦失眠,肝火旺主要表现为情绪激动,容易动怒。以下一些食疗方法有助于清心除烦,平息肝火。

1. 带芯莲子汤

[成分] 莲子 30 克(不去莲心),淡竹叶 15 克,冰糖适量。

[制法] 莲子 30 克(不去莲心),淡竹叶 15 克(用纱布包扎),加水煎至莲子熟烂。加冰糖调味。

[功效] 清心除烦。

[应用] 吃莲子喝汤。适用于低热、盗汗、心烦、口干、反复口腔溃疡、口干、小便短赤、心烦易怒者。

2. 清凉绿豆粥

[成分] 石膏粉 30 克,粳米、绿豆各适量。

[制法] 先用水煎煮石膏,然后过滤去渣,取其清液,再加入粳米、绿豆煮粥食之。

[功效] 清热除烦。

[应用] 喝绿豆粥。适用于心烦口苦、口干喜饮、便秘腹胀者。

3. 夏桑菊茶

[成分] 夏枯草 10 克,桑叶 10 克,菊花 10 克。

[制法] 将夏枯草、桑叶、菊花放入杯中,沸水冲泡。

[功效] 清热解毒、清火明目。

[应用] 代茶饮服。适用于更年期肝火上炎烦躁不安、两目红赤者。

4. 金银花茶

[成分] 金银花 5 克,菊花 10 克。

[制法] 将金银花、菊花放入杯中,沸水冲泡。

[功效] 清热解毒、降火利咽、生津止渴。

[应用] 代茶饮服。适用于更年期阴津不足、肝火偏旺之烦躁、口干、咽喉不适者。

5. 五花茶

[成分] 金银花、菊花、槐花、葛花、木棉花各 6 克。

[制法] 将上五味放入杯中,沸水冲泡。

[功效] 清热解毒、生津止渴、解酒去湿、健胃消滞。

[应用] 代茶饮服。适用于更年期肝胃不和、湿热蕴结之烦躁不安、口苦口臭、排便不爽者。

6. 桑菊茶

[成分] 桑叶、白菊花各 10 克,甘草 3 克。

[制法] 三者均放入锅中稍煮,然后去渣叶,加入少量白糖即成。

[功效] 散热清肺润喉、清肝明目。

[应用] 代茶饮服。适用于更年期肝火上炎烦躁不安、两目红赤者。

7. 荷叶凉茶

[成分] 荷叶半张,滑石、白术各 10 克,甘草 6 克。

[制法] 将半张荷叶撕成碎块,与中药放入水中,共煮 20 分钟左右,去渣取汁,放入少量白糖搅匀,冷却后饮用。

[功效] 清热除烦、防暑降温。

[应用] 代茶饮服。适用于更年期暑热或湿热留滞烦躁不安、小便黄赤者。

8. 西瓜皮凉茶

[成分] 西瓜翠衣 30 克,糖适量。

[制法] 西瓜翠衣洗净后切成碎块,放入适量的水煮半小时左右,去渣取汁,再加入少量白糖搅拌均匀。

[功效] 清热消暑、利尿解渴。

[应用] 代茶饮服。适用于更年期暑热留滞烦躁不安、口渴喜饮、小便黄赤者。

9. 清热生津茶

[成分] 竹叶 6 克、地栗 50 克、甘蔗 50 克。

[制法] 上三味放入锅中,清水 3 碗煎存 1 碗。

[功效] 清热泻火、除烦止渴。

[应用] 饮服。适用于热盛津伤或气阴两伤所引起的烦躁口渴、口舌生疮、小便黄赤者。

10. 苦丁清火茶

[成分] 连翘 8 克,淡竹叶 5 克,灯芯花 5 扎,金银花 8 克,芦根 8 克,苦

丁茶 5 克。

[制法] 将上述置于锅中,加水煎煮,取汁。

[功效] 清肝泻火、清心除烦。

[应用] 饮服。适用于更年期心肝火旺之烦躁易怒、口渴失眠喜饮、便秘口臭、口舌生疮、小便黄赤者。

11. 菊花茶

[成分] 菊花 10 克。

[制法] 开水冲泡,晾凉待饮。

[功效] 止渴解热除烦。

[应用] 常饮。适用于更年期心肝火旺之心烦焦虑、口渴者。

12. 百合西芹

[成分] 鲜百合 2 个,西芹 350 克。

[制法] 西芹洗干净,把根部老的部分切掉,然后斜刀切成小段。百合切掉根部,并去掉黑色部分,掰成小瓣,清水洗净。在开水中放入 1 匙盐,入西芹焯 1 分钟左右,焯过的西芹颜色更加脆绿,捞出后放在冷水里过一下并沥干水,然后再迅速焯一下百合,同样过一遍冷水并沥水。油锅里放少许油,下入西芹和百合翻炒,然后用适量盐、鸡精调味,翻炒入味后关火。

[功效] 解热除烦、清肠利便、润肺止咳、平肝养心。

[应用] 佐餐。对高血压病、血管硬化、神经衰弱、头痛心烦者有一定辅助治疗作用。

13. 麻油拌蓬蒿

[成分] 蓬蒿 300 克。

[制法] 在清水中加盐,用盐水将蓬蒿洗净后,用清水洗两遍,再用净水洗一遍,然后沥去水分,装盆。另外用一小碗,放上醋、盐、糖、麻油,搅拌后浇在蓬蒿上,用筷子拌匀。

[功效] 解热除烦、清肠利便。

[应用] 佐餐。对高血压病所引起的头痛烦躁及大便干结有一定缓解作用。

14. 番茄紫菜汤

[成分] 番茄 1 个,紫菜 15 克,鸡蛋 1 只。

[制法] 番茄洗净,去皮,切成细块;紫菜撕成小片;鸡蛋打散。炒锅热油,放入番茄块,翻炒一下,加生抽、盐,炒匀,倒入 3 碗水。大火烧开后,煮

一两分钟,加入紫菜、盐,保持大火,淋入蛋液。蛋液淋入后,一沸开即关火,加入少许味精、香油、葱碎,搅匀出锅。

[功效] 开胃除烦。

[应用] 佐餐。对口干、烦躁有一定缓解作用。

友情提醒

了解更年期的生理特点,遇事要冷静,不要操之过急,尽量放松自己,这样就容易平息怒气。看问题要乐观,乐则气和志达,这样就能够心平气和减少烦恼。

二十二、抑郁

抑郁表现为频频叹气、胸胁胀痛或串痛、情志不舒、郁郁不乐等。与性格、精神刺激、精神创伤有一定关系。

1. 橘皮茶

[成分] 橘皮 10 克。

[制法] 将橘子皮干洗净,撕成小块,放入茶杯中,用开水冲入,盖上杯盖焖10 分钟左右,然后去渣,放入少量白糖。稍凉后,放入冰箱中冰镇一下更好。

[功效] 理气化痰、健胃。

[应用] 常饮代茶。适合于更年期情志抑郁、胃脘痞胀者。

2. 香橼蜜茶

[成分] 鲜香橼 12 克或者香橼干品 6 克,蜂蜜 1 匙。

[制法] 将香橼置杯中,开水冲泡,再调入蜂蜜。

[功效] 疏肝理气、解郁止痛。

[应用] 代茶饮。适用于更年期情志不舒、胸胁胀痛、胃气痛者。

3. 素馨花茶

[成分] 素馨花 1～2 朵。

[制法] 取素馨花沸水冲泡。

[功效] 行气调经止痛、清热散结。《岭南采药录》中提到:解心气郁痛,止下痢腹痛。

[应用] 饮用代茶。适用于更年期胸胁胀痛、情志不舒、郁郁不乐者。

4. 茉莉花茶

〔成分〕茉莉花 3 克,绿茶 5 克。

〔制法〕将茉莉花、绿茶置于杯中,沸水冲泡。

〔功效〕疏肝理气、调畅情志。

〔应用〕饮用。适用于更年期情志不畅、胸胁胀痛等病症。

5. 开心果

〔成分〕开心果。

〔制法〕市售。

〔功效〕疏肝养心。

〔应用〕可作为休闲食品食用。利于丰富休闲生活,缓解精神压力。

6. 玫瑰花粥

〔成分〕玫瑰花 5 朵,粳米 100 克,冰糖适量。

〔制法〕将玫瑰花、粳米分别去杂洗净,粳米放入盛有适量水的锅内,煮沸后加入玫瑰花、冰糖,改为文火煮成粥。

〔功效〕疏肝解郁、健脾和胃、理气止痛。

〔应用〕一日 1～2 次服食。适用于更年期肝气郁结引起的情绪抑郁、胸胁疼痛、经行少腹疼痛等病症。

7. 薄荷凉茶

〔成分〕薄荷叶、甘草各 3 克。

〔制法〕甘草置于锅中,加水 500 毫升左右,煮沸后放入薄荷叶,再煮沸一分钟后关火。

〔功效〕疏肝解郁、提神醒脑。

〔应用〕过滤后饮用。适用于更年期肝气郁结引起的情绪抑郁、胸胁疼痛、经行少腹疼痛等病症。

友情提醒

传统的精神养生法对克服不良情绪有很好的效果,平时应该注意这方面的修为。饮食上可多吃些具有疏肝理气作用的食物,如萝卜、橙子、柚子、柑橘等。心情不佳时要学会倾诉或者转移自己的注意力。

二十三、头胀头痛

头胀头痛是更年期常见的症状之一,更年期常出现血压波动、情绪波动、失眠等情况,在这种情况下就容易头胀头痛。如果经常出现头胀头痛,就应该去医院检查有无血压升高、自主神经功能异常等情况。中医认为,更年期头胀头痛与阴血亏虚、肝肾不足、肝阳上亢有密切的关系。

1.平肝双花茶

〔成分〕金银花 5 克,菊花 6 克。

〔制法〕开水冲泡。

〔功效〕清热、平肝、明目。

〔应用〕每日多次饮用。适合头晕头胀目赤者食用。

2.夏枯草煲瘦肉

〔成分〕夏枯草 10 克,猪瘦肉 50～100 克。

〔制法〕用夏枯草 10 克,猪瘦肉 50～100 克,水适量共煲,肉熟后加盐少许调味。

〔功效〕清肝火、降血压。

〔应用〕吃肉喝汁,每日 1 次。适用于血压升高、头胀头痛及眼红者服用。

3.清肝明目茶

〔成分〕夏枯草 15 克,桑叶 10 克,野菊花 15 克。

〔制法〕将夏枯草、桑叶、野菊花置于杯中,沸水冲泡。

〔功效〕清肝明目。

〔应用〕饮服。适用于更年期肝火旺盛所致的头胀痛、烦躁易怒、眼屎多、口苦、眼睛红或痒或流泪、小便黄、舌苔黄厚者。

4.芹菜汁

〔成分〕芹菜 150 克,矿泉水、白糖适量。

〔制法〕芹菜洗净后切成小段,放进沸水中烫一下,以便把维生素 C 氧化酶、酚氧化酶先灭活(因为果蔬榨汁机绞碎蔬菜后,蔬菜中的酶就会与蔬菜中的维生素 C 等混合而发生反应,导致维生素大量损失),然后与适量矿泉水、糖一起放入果蔬榨汁机打浆榨汁。

〔功效〕平肝清热、降压降脂。

［应用］饮用。适用于更年期女性血压上升、头痛头胀,面红目赤者。

5. 杜仲天麻甲鱼汤

［成分］甲鱼500克,杜仲、天麻各25克,姜、盐各3克,料酒3毫升。

［制法］将甲鱼宰杀,去内脏,洗净切块,用沸水烫一下,捞出备用;姜切片备用。在砂锅里加入适量清水,入天麻、杜仲、甲鱼、姜、料酒、盐,一起炖熟即可。

［功效］滋补肝肾、平肝熄风。

［应用］吃肉喝汤。适用于更年期女性头痛头胀,腰酸耳鸣者。

 友情提醒

经常头胀头痛不但会影响生活质量,时间一长,会导致记忆能力减退,因此一定要引起重视。失眠、焦虑、情绪波动、疲劳会使症状进一步加重,因此一定要注意日常保健、饮食起居。

二十四、头晕

头晕不是小毛病,而是很多重要疾病的反应。各种贫血、心脏病、低血压、高血压病、低血糖、颈椎病、高血脂、血黏度高、脑动脉硬化、脑血栓等均可以导致头晕。因此,在更年期经常出现头晕者,应及时去医院检查,以明确导致头晕的原因,有的放矢地进行治疗。中医认为头晕的病机有气血不足、清阳不升、肝阳上亢、肾精亏虚、痰浊阻滞、瘀血内阻等,因此重在辨证论治。若对更年期头晕进行食疗,也应遵循辨证论治的原则。

1. 枸杞菊花茶

［成分］枸杞子、白菊花。

［制法］将上二味置于杯中,沸水冲泡。

［功效］养肝明目。

［应用］代茶饮。适用于更年期肝肾不足引起的头晕目眩、视力减退者。

2. 天麻鱼头汤

［成分］草鱼头1个,生姜3片,白术、天麻各9克。

［制法］将草鱼头洗净。锅中放植物油适量,将草鱼头两面略煎一下,加水,放入生姜、白芷、川芎、天麻同煮,滚开煮熟后,放少许盐调味。

［功效］健脾化痰、平肝息风。

［应用］喝汤吃鱼,连服几周。对更年期风痰上扰引起的头晕有效。

3. 芹菜苦瓜汤

［成分］芹菜 250 克、苦瓜 30 克。

［制法］上二物用沸水烫 2 分钟,切碎绞汁,加砂糖适量,开水冲服。

［功效］清肝降压。

［应用］每日 1 剂,连服数日。适用于更年期肝阳上亢血压偏高之头晕。

4. 葛根川芎鱼头汤

［成分］草鱼头 1 只,葛根 30 克,川芎 10 克,生姜 3 克。

［制法］将草鱼头洗净。锅中放植物油适量,将草鱼头两面略煎一下,加水,放入生姜、川芎、葛根同煮,滚开煮熟后,放少许盐调味。

［功效］活血止痛。

［应用］喝汤吃鱼,每日 1 次,连服 10 日为 1 个疗程。对更年期瘀血阻滞引起的头痛头晕有效。

5. 北虫夏炖鸡汤

［成分］草鸡半只,北虫草 15 克,当归 10 克。料酒、盐适量。

［制法］草鸡洗净后切块。锅中放水,加入鸡块、北虫草、当归、料酒,盖上盖子,一起焖炖。至鸡肉熟烂,鸡汤呈黄色。放少许盐调味。

［功效］补养精血。

［应用］喝汤吃鸡肉。适用于更年期气血不足所引起的头晕乏力、贫血者。

6. 香醋黑木耳

［成分］黑木耳 50 克。香醋、麻油适量。

［制法］黑木耳用水发开,洗净,沥干后淋上香醋、麻油,搅匀。

［功效］活血降脂。

［应用］经常食用。适用于更年期高血脂、血黏度高、血流缓慢、造成痰浊壅盛之头晕头重、肢体困重者。

二十五、口干

　　口干是口中缺少津液滋润而觉得干燥难耐的一种感觉。有的喝水能缓解，有的不能缓解，有的口干却不想喝水。更年期出现口干往往与阴虚燥热、气不化津，或因痰饮瘀浊等阻隔致津液不能上承有关系，可能是重要疾病的信号，比如干燥综合征、糖尿病等。在排除全身性疾病的情况下，可以通过食疗缓解或消除口干的现象。

　　1. 玄参麦冬饮

　　[成分]玄参8克，麦冬8克，柠檬2片，甘草2克。

　　[制法]上四味开水泡10分钟。

　　[功效]养阴生津。

　　[应用]代茶饮用。适合于更年期潮热、口干、心烦者。

　　2. 石斛洋参茶

　　[成分]川石斛5克，西洋参5克。

　　[制法]川石斛剪成小段，西洋参切成薄片，开水冲泡10分钟，即可。

　　[功效]养阴益气生津。

　　[应用]1日1剂，可饮6～8次。适用于阴津不足、口干者。

　　3. 果汁凉茶

　　[成分]红茶50克，蜂蜜350克，柠檬1只，清水750毫升，净水2500毫升。

　　[制法]先在锅中加水750毫升，加热至沸后放入红茶叶，维持微沸5分钟，离火滤去茶叶，晾凉后放入冰箱中冷藏。柠檬洗净后切成薄片，加蜂蜜腌制，置冰箱冷藏。

　　[功效]生津止渴。

　　[应用]取茶汁50毫升、柠檬片2片，加净水后饮用。适用于更年期口

干、心烦者。

4. 地栗芦根饮

〔成分〕鲜地栗、鲜芦根各 30 克。

〔制法〕鲜地栗、鲜芦根,水煮后取汁。

〔功效〕生津止渴。

〔应用〕代茶饮。适用于更年期口干、心烦者。

5. 洋参茶

〔成分〕西洋参 5 克。

〔制法〕西洋参切成薄片,开水冲泡 10 分钟,即可饮用。

〔功效〕养阴益气、醒脑提神、减压、能提高人体免疫力和增强抵抗力。

〔应用〕饮服。适用于更年期口干乏力者。

6. 乌梅生津茶

〔成分〕乌梅 10 克,麦门冬 15 克,生甘草 3 克。

〔制法〕上三味用沸水浸泡 10 分钟。

〔功效〕收敛生津、清暑解渴、促进消化。

〔应用〕代茶饮。适用于更年期口干咽燥、饮食乏味者。

7. 玉米须茶

〔成分〕玉米须 30 克。

〔制法〕将玉米须洗净,置于锅中,加水煎煮,然后滤出汁水。

〔功效〕养阴生津。

〔应用〕代茶饮。适用于更年期口干咽燥,也适用于糖尿病患者口干咽燥者。

 友情提醒

若通过以上食疗方法尚不能缓解口渴,应该去医院检查,以排除相关疾病。平时要注意饮食起居,不吃辛辣、炒货及油炸食品。

二十六、咽痛上火

更年期由于体质下降,阴血不足,稍一疲劳或熬夜,或者饮食不当,或者气候干燥,那些本来就阴虚火旺或者气阴不足的人就容易出现咽痛上火的

女性更年期食疗

症状。这时可以选择适当的食疗方。

1. 银花解毒茶

[成分]金银花、夏枯草、蒲公英、白菊花、生地黄、鱼腥草各10克,生甘草3克。

[制法]将金银花、夏枯草、蒲公英、白菊花、生地黄、鱼腥草、生甘草放入锅中,加清水3碗煎存1碗,温服。

[功效]清热解毒、养阴生津。

[应用]代茶饮服。适用于更年期肺胃热毒之烦躁不安、口渴咽痛、口舌生疮、小便黄赤者。

2. 银甘凉茶

[成分]金银花5克,甘草3克。

[制法]上二味用沸水冲泡后饮用。

[功效]清热解毒、化痰利咽。

[应用]饮服。适用于更年期咽喉疼痛不适、口燥咽干者。

3. 川贝梨水

[成分]川贝母10克,梨2个。

[制法]川贝母捣碎成末,梨削皮切块,加冰糖适量,清水适量炖服。

[功效]养阴清热、利咽止咳。

[应用]每日分2次服。适用于更年期咽喉疼痛不适、口燥咽干、便秘咳嗽者。

4. 杏仁雪梨茶

[成分]雪梨2只,杏仁8粒和蜜枣3只。

[制法]将雪梨削皮、去心再切成均匀的1.8厘米左右的粒,杏仁去皮、用水泡后打碎,蜜枣去核。将加工好的材料全部倒进小锅里,加入水,以稍溢过雪梨粒为宜。中火煲20分钟后收火,浸10分钟再喝。

[功效]润肺止燥、化痰利咽。

[应用]经常饮服。适用于更年期口干咽燥、灼热疼痛、干咳痰少、大便干结者。

5. 蜂蜜藕汁

[成分]鲜藕,蜂蜜各适量。

[制法]将鲜藕绞汁100毫升,加蜂蜜调匀。

〔功效〕清热凉血。

〔应用〕饮服,每日1次,连服数日。适用于更年期口干咽燥咽痛、干咳痰少或带血丝、大便干结者。

6. 百合绿豆汤

〔成分〕百合150克,绿豆50克。

〔制法〕百合、绿豆洗净后浸泡2个小时后加水煎煮至烂,放凉后服用。

〔功效〕清热解毒。

〔应用〕每次取1小碗服用,每日2次。适用于更年期阴虚火旺、咽喉上火者。

7. 罗汉果茶

〔成分〕罗汉果1只。

〔制法〕罗汉果用剪刀剪成碎片,置于锅中,加水煎汤服。

〔功效〕清热润肺、止咳利咽。

〔应用〕代茶饮。适用于更年期肺热、肺燥引起的咽喉肿痛、咳嗽、口渴、口干,声音沙哑等症状。

> **友情提醒**
>
> 经常咽痛上火的人一定要注意饮食起居,尽量避免熬夜,不吃辛辣、炒货及油炸之品,戒酒戒烟。平时要多喝水。保持大便通畅。

二十七、便秘

便秘就是排便困难,因肠胃积热,可见大便秘结,小便短赤,口干、口臭,甚或腹胀腹痛;因气机郁滞可出现大便不通,欲便不能,嗳气频作,或腹中胀痛;因气虚无力可出现大便费力,虽有便意而难于排出,气短懒言,头晕汗多;因血虚肠燥而出现大便干结,面色淡白无华,头晕眼花,失眠健忘;因阴液亏虚可出现大便干结,形体消瘦,口干咽燥,腰膝酸软;因阳虚寒结,肠道传送乏力可出现大便排出困难,腹中冷痛,小便清长,喜热怕冷等情况。要想找出原因,最好到医院就诊,必要的时候还要做排粪造影、结肠慢传输试验等相关的检查。更年期由于容易出现气血不足、情志抑郁、阴虚火旺等情况,所以也容易出现因便秘而烦恼的情况。一般的便秘可以通过饮食调理来解决,也可以通过按摩腹部来加快肠道的蠕动,帮助排便。

女性更年期食疗

1. 芝麻油拌菠菜

[成分] 菠菜 250 克,芝麻油 15 毫升。

[制法] 菠菜洗净,放进沸水中烫 3 分钟,取出,加芝麻油拌匀。

[功效] 清热通便。

[应用] 每日 2 次,连服一周。适用于热结便秘者。

2. 决明子茶

[成分] 决明子 30 克。

[制法] 先将决明子炒至微有香气,然后煎汁取汁或用沸水冲泡。

[功效] 清热通便。

[应用] 饮用。适用于热结便秘者。

3. 芦荟柠檬汁

[成分] 取 5 厘米长的一段芦荟叶,蜂蜜 1 匙,净水 250 毫升,柠檬汁 1 小匙。

[制法] 将芦荟鲜叶洗净,去刺,用搅拌机搅拌,再加入水、柠檬汁、蜂蜜搅匀即可。

[功效] 清热通便。

[应用] 饮用。每日 1～2 次。适用于热结便秘者。

4. 凉拌芦荟

[成分] 新鲜芦荟叶 3 厘米,海蜇皮 20 克,小黄瓜 3 厘米,加入麻油的醋 3 匙。

[制法] 将芦荟叶用开水烫过,削去外皮切成块状;用水浸泡海蜇皮,将盐分去除;黄瓜切成丝。再将上述材料摆放盘中,淋上调有麻油的醋,拌匀。

[功效] 清热通便。

[应用] 佐餐。每日 1～2 次。适用于热结便秘者。

5. 芦荟萝卜泥

[成分] 新鲜芦荟叶 3 厘米,白萝卜 4 厘米,松子、海苔少许,酱油适量。

[制法] 将白萝卜洗净后用擦菜板擦成泥,轻轻绞榨后放入盘子中;再将 3 厘米长的新鲜芦荟叶仔细洗净,去刺,用擦菜板将叶肉磨细成泥铺在萝卜泥上,撒上松子、海苔及酱油即可。

[功效] 清热通便、理气宽中。

[应用] 佐餐。每日 1～2 次。适用于大便不通、腹中胀痛者。

6. 水煮萝卜

[成分] 萝卜 300 克,食油、食盐各适量。

[制法] 萝卜洗净,切大块,锅中放上食用油,将萝卜翻炒一下,然后加水煮熟,盐调味。

[功效] 理气除胀。

[应用] 佐餐。每日 1～2 次。适用于大便不通,腹中胀痛者。

7. 炒红薯叶

[成分] 红薯叶 500 克,白砂糖 15 克,食油、食盐各适量。

[制法] 将红薯叶洗净,常法炒菜。

[功效] 行气通便。

[应用] 佐餐。每日 1～2 次。适用于大便不通、腹中胀痛者。

8. 人参决明茶

[成分] 生晒人参 12 克,决明子 30 克。

[制法] 用时,生晒人参切片,决明子打碎,煎水代茶。

[功效] 益气通便。

[应用] 每日饮用,7 日为 1 个疗程,可连服 2～3 个疗程。适用于气虚排便无力者。

9. 枳术麻仁汤

[成分] 白术 25 克,枳壳 15 克,火麻仁 20 克。

[制法] 煎水服。每料可煎 2 次,取汁服用。

[功效] 益气通便。

[应用] 上下午各服 1 次。每日饮用,7 日为 1 个疗程,可连服 2～3 个疗程。适用于气虚排便无力者。

10. 参芪肉苁蓉猪瘦肉粥

[成分] 党参 30 克、黄芪 20 克、肉苁蓉 20 克、猪瘦肉 50 克、粳米 50 克,盐、酱油、麻油等适量。

[制法] 党参、黄芪、肉苁蓉洗净后,加水煎煮两次,取汁约合 600 毫升,待用;猪瘦肉 50 克洗净,切成丁。粳米洗净后置于锅中,加上肉、汁水、料酒,依据常法煮粥。

[功效] 益气通便。

[应用] 食用时根据自己口味可以适当加上调味料。每天分 2 次,经常

服用。适用于气虚排便无力者。

11. 何首乌粥

[成分] 制首乌 30 克,粳米 50 克。

[制法] 将制首乌放入纱布包中入锅,加水 500 毫升,煎熬一小时后,滤出汁液。将洗净的粳米与何首乌汁液一起用慢火煮至粥稠即可。

[功效] 补肾益精、乌须黑发、降脂通便。

[应用] 每次 1 小碗,作早餐或点心食用。适合于腰膝酸软、须发早白、血脂偏高、大便偏干的人食用。

12. 松子仁粥

[成分] 松子仁 30 克,糯米 50 克,蜂蜜适量。

[制法] 将松子仁捣成泥状,加入糯米煮粥,粥成待温冲入蜂蜜,分早晚空腹服食。

[功效] 润肠通便。

[应用] 每次 1 小碗,作早餐或点心食用。适用于阴液不足、大便干结者。

13. 菠菜猪血汤

[成分] 菠菜 500 克,猪血 250 克,盐 4 克,香油 2 克。

[制法] 菠菜洗净切段,猪血切块;先将猪血块放入砂锅,加适量清水,煮至猪血熟透,再放入菠菜段略煮片刻;加入食盐少许调味,淋点麻油即可。

[功效] 润肠通便。

[应用] 佐餐。每日或隔日 1 次,连服 2~3 次。适用于肠燥便秘者。

14. 煮番薯

[成分] 番薯 500 克,蜂蜜适量。

[制法] 先将番薯削去外皮,切成小块,加水适量煎煮,待番薯熟透变软,待温加入蜂蜜少许即可。

[功效] 润肠通便。

[应用] 每次 1 小碗,作早餐或点心食用。适合于阴液不足、大便干结者。

15. 苁蓉羊肉粥

[成分] 肉苁蓉 20 克,精羊肉 150 克,糯米 50 克。

[制法] 先将肉苁蓉加水 300 毫升煎取汁液,备用;精羊肉切片;将羊

肉、糯米、料酒和肉苁蓉汁液一起放入砂锅中,一起熬粥;粥成,用盐、麻油调味。

[功效]温阳通便。

[应用]早晚温热服食。适用于阳虚寒结大便不通、畏寒怕冷者。

16. 五仁粥

[成分]胡麻仁、甜杏仁各 5 克,核桃仁、柏子仁、松子仁各 10 克,糯米 50 克,蜂蜜 20 克。

[制法]将胡麻仁、甜杏仁、核桃仁、柏子仁、松子仁、糯米洗净后共入砂锅,加水煲粥。

[功效]养阴、润肠通便。

[应用]加蜂蜜适量调匀后服用。每次 1 小碗,作早餐或点心食用。适合于阴液不足、大便干结者。

17. 当归生地粥

[成分]当归 12 克、生地黄 15 克,糯米 50 克。

[制法]将当归、生地黄洗净放入纱布包中入锅,加水 500 毫升,煎熬一小时后,滤出汁液。将洗净的粳米与汁液一起用慢火煮至粥稠即可。

[功效]养血通便。

[应用]每次 1 小碗,作早餐或点心食用。适合于阴血不足、大便干结者。

18. 松仁蜜枣粥

[成分]松子仁 25 克,蜜枣 10 个,粳米 50 克。

[制法]将松子仁、蜜枣、粳米同入锅内,煮粥。

[功效]养血、润肠通便。

[应用]每次 1 小碗,作早餐或点心食用。适合于阴血不足、大便干结者。

19. 当归桑椹煎

[成分]当归 10 克,桑椹子 50 克,生首乌、肉苁蓉 30 克,胡麻仁 15 克,冰糖 20 克。

[制法]当归、桑椹子、肉苁蓉、生首乌、胡麻仁洗净后,同入砂锅内,加水煮汤,加冰糖调味。

[功效]养血、润肠通便。

[应用]喝汤。每次1小碗。既能补血、又能润肠。适用于血虚大便干结、面色苍白无华、头晕眼花、心悸健忘者。

20. 当归红枣饮

[成分]当归20克,红枣5个,蜂蜜适量。

[制法]红枣去核,同当归水煎后加蜂蜜适量去渣取汁。

[功效]养血、润肠通便。

[应用]饮用。适用于血虚大便干结、面色淡白、头晕眼花者。

21. 熟地首乌糖粥

[成分]制首乌、生地黄、熟地黄各30克,当归10克,红枣5枚,粳米100克,蜂蜜适量。

[制法]将制首乌、生地黄、熟地黄、当归放入砂锅内煎取汁液,红枣去核,粳米洗净。将粳米与红枣与煎取的汁液一起煮粥。粥熟加入适量蜂蜜。

[功效]养血、润肠通便。

[应用]每次1小碗,作早餐或点心食用。适用于阴血不足、大便干结者。

22. 香蕉苹果芦荟色拉

[成分]新鲜芦荟3厘米,新鲜香蕉2根,苹果1只,色拉酱适量。

[制法]香蕉去皮,新鲜芦荟去刺去皮,苹果去皮核,均切成丁;然后放入色拉盘中,浇上色拉酱。

[功效]润肠通便。

[应用]随量食用。用于热结便秘或者阴虚便秘者。

23. 凉拌魔芋豆腐

[成分]魔芋豆腐(凉粉)200克。

[制法]先将魔芋豆腐切片,用淡盐水煮2～3分钟,待变硬后捞出,冷水漂洗后切丝,控水后加盐、味精、香油、黄瓜、香菜、醋等适量,调匀,稍放置10分钟。

[功效]清肠通便。

[应用]佐餐。适用于热结便秘或者阴虚便秘者。

友情提醒

　　许多人对大便秘结现象不够重视,出现便秘就自行到药店随便买一些通便茶、润肠茶、排毒丸之类药物,以解除便秘之苦,但往往事与愿违。因为大便不通的成因是各色各样的,所以要请医生帮助分析原因。平时一定要注意饮食起居,养成良好的排便习惯,如多饮水,多吃青菜、水果等富含纤维素的果蔬,不吃辛辣、炒货及油炸之品,尽量避免熬夜。

二十八、梅核气

　　梅核气指咽喉中有异常感觉,但不碍进食为特征的病症。如梅核塞于咽喉,咯之不出,咽之不下,时发时止为特征的咽喉疾病。梅核气症状的轻重与情志的变化关系密切。检查咽喉各部所见均属正常,无任何有关的阳性体征。相当于西医的咽部神经官能症,或称咽癔症、癔球症。该病多发于壮年人,以女性居多。中医认为该病与肝气郁结,痰气凝结相关。

1. 月玫茶
　　[成分]月季花、玫瑰各 3 克,桔梗、生甘草各 2 克。
　　[制法]研为细末,开水冲泡。
　　[功效]行气化痰。
　　[应用]代茶饮。适用于梅核气。

2. 玫瑰花茶
　　[成分]玫瑰花瓣(成品)6~10 克。
　　[制法]玫瑰花放茶盅内,冲入沸水,加盖片刻,即可饮用。
　　[功效]理气解郁。
　　[应用]代茶饮。适用于梅核气。

3. 疏肝花茶
　　[成分]绿萼梅、绿茶、合欢花各 3 克,枸杞子 5 克。
　　[制法]上述花、茶及枸杞子放茶盅内,冲入沸水,加盖片刻即可。
　　[功效]疏肝解郁。
　　[应用]代茶饮。适用于梅核气。

4. 夏枯草饮

［成分］夏枯草 10 克。

［制法］煎水。

［功效］化痰散结。

［应用］代茶饮。适用于梅核气。

5. 合欢花蒸猪肝

［成分］合欢花(干品)10～12 克,猪肝 100～150 克。

［制法］将合欢花放碟中,加清水少许,浸泡 4～6 小时,再将猪肝切片,同放碟中,加食盐少许调味,隔水蒸熟。

［功效］养肝调肝。

［应用］食猪肝佐餐。适用于梅核气。

6. 凉拌海蜇丝

［成分］海蜇丝 200 克,黄瓜 150 克,盐适量。

［制法］海蜇丝洗净,用清水浸泡去咸味,将黄瓜也切成丝备用;两者和在一起,加适量盐,用筷子搅拌均匀。

［功效］化痰散结。

［应用］佐餐。适用于梅核气。

 友情提醒

　　本病需与虚火喉痹,咽喉及食道肿物相鉴别。虚火喉痹觉有异物刺痛感,并觉咽喉干燥,常有发出"吭喀"声音的动作,症状与情志变化关系不大,检查时可见咽喉黏膜呈微暗红色,喉底有淋巴滤泡增生。咽喉及食道肿瘤,吞咽困难,有碍饮食,肉眼检查或 X 线钡剂透视可发现肿瘤。

　　肝主疏泄,性喜调达。对本病的治疗还需结合心理疏导,使其情志畅达,气机条畅。

二十九、胸闷心悸

　　进入更年期后,随着年龄的增长,动脉硬化性心脏病有所增加,发生冠心病的可能性很大,经常出现胸闷心悸者,应该引起重视,及时去医院就诊。为改善心脏之功能,可以用一些食疗方法。

1. 麦冬五味子粥

〔成分〕麦门冬、五味子各 30 克,糯米 50～100 克。

〔制法〕将以上三物共入砂锅中并加水 500～600 毫升,用慢火煮熬至米烂粥稠即可。可加蜂蜜少许调味。

〔功效〕养心安神、敛汗。

〔应用〕每次 1 小碗,作点心食用。适用于更年期心悸气短、虚汗不止、失眠多梦者。

2. 莲子百合煲瘦肉

〔成分〕带芯莲子、百合各 20 克,猪瘦肉 100 克。

〔制法〕莲子(去芯)、百合各 20 克,猪瘦肉同置锅内,加水适量同煲,肉熟烂后加盐调味。

〔功效〕健脾益肺、清心安神。

〔应用〕每次 1 小碗。适用于心悸乏力、失眠多梦者。

3. 三七高丽参炖猪心

〔成分〕猪心一只,高丽参 10 克,三七 10 克。

〔制法〕将高丽参洗净、切片,三七洗净、切片,猪心洗净、切块;把全部用料一齐放入炖锅内,加水炖 2 小时即可。

〔功效〕补益心气、活血通脉。

〔应用〕食肉饮汤,一日 2 次。适用于更年期心悸心痛、胸闷气短、食少体倦、舌胖而暗、脉细弱无力,证属气虚瘀阻者。

4. 枣仁猪心汤

〔成分〕猪心 1 只,远志 6 克,伏神 12 克,酸枣仁 15 克,盐 5 克。

〔制法〕将猪心剖开,洗净,置砂锅内;再将洗净打破的枣仁及洗净的茯神、远志一并放入锅内。加清水适量,先用武火烧沸,打去浮沫,再改用文火,烧至猪心熟透即成。

〔功效〕补血养心、益肝宁神。

〔应用〕吃肉喝汤。适用于更年期心肝血虚引起的心悸、怔忡、失眠者。

5. 龙眼枣子煲莲心

〔成分〕龙眼 50 克,大枣 100 克,莲心 100 克,蜂蜜适量。

〔制法〕龙眼去壳、核取肉,大枣、莲心洗净后用水浸泡约 4 小时,三物一起放入焖烧锅中加水炖烂,食用时加蜂蜜适量调味。

[功效] 补心益脾、益智宁心。

[应用] 早晚取一碗服用。适用于思虑劳伤太过、心脾亏虚、心悸健忘失眠者。

6. 归芪乌骨鸡

[成分] 乌骨鸡150克,当归15克,黄芪50克,盐少许。

[制法] 将乌骨鸡洗净后切块,当归、黄芪洗净;将乌骨鸡块放入锅中,加水武火烧开后捞去浮沫,放入黄芪与当归,改为文火,炖2小时。

[功效] 双补气血、强壮益精。

[应用] 喝汤吃肉,可加盐调味,每日适量取服。适用于更年期神经衰弱属气血阴阳亏虚、脏腑失养,症见心悸怔忡、乏力气短、面色淡白、失眠多梦者。

7. 枸杞叶炒猪心

[成分] 猪心400克,枸杞叶150克,盐4克,植物油25克。

[制法] 将枸杞叶洗净,沥干水,猪心洗净,切小片。起油锅炒猪心,炒至将熟,放枸杞叶同炒,放盐调味,炒几番即可。

[功效] 补心安神、清热除烦。

[应用] 随量食用或佐餐。适用于更年期神经衰弱属心气虚弱、肝虚火扰者,症见心悸、虚烦不眠,精神恍惚,头目眩晕者。

8. 灵芝大枣汤

[成分] 灵芝20克,枣(干)50克,蜂蜜5克。

[制法] 把灵芝、大枣分别洗净,放进锅内,倒入适量清水,放在火上烧开用文火煎煮,取煎液2次,合并后加入蜂蜜调味。

[功效] 养心安神。

[应用] 经常服用。适用于更年期心血亏虚、心神失养、心悸不眠者。

9. 生脉饮

[成分] 生晒参10克,五味子、麦门冬各15克,蜂蜜适量。

[制法] 人参、五味子、麦门冬洗净后放锅中,加水,先用大火再用小火煎熬。煎三次,取汁液合并。

[功效] 益气生脉、养阴生津。

[应用] 分2～3次饮用。适用于更年期气虚津亏之心悸失眠、气短乏力、口干喜饮、汗出较多者。

友情提醒

更年期要注意养心。中医认为，心为君主之官，其重要性可想而知。心血管的功能正常，其他的脏器才能得到气血的灌溉。养心要避免焦虑，注意饮食起居，尽量避免熬夜，并要作适度锻炼。

三十、气短乏力

气短即气息短促不足以息，乏力是感觉疲惫，没有力气。亚健康状态、年老身体虚弱、病后经常会出现气短乏力的情况。以下的药膳重在补气，对气短乏力者有效。

1. 山药粥

[成分] 山药 50 克，粳米 50 克，生姜 2 片。

[制法] 将粳米洗净，与山药共入砂锅内，加清水 300～400 毫升，武火煮开，再用慢火煮至粥开汤稠，放入生姜，加盐少许调味即可。

[功效] 健脾养心。

[应用] 每次 1 小碗，可作早餐或点心。适用于心脾两虚、便溏食少者。

2. 黄精山药粥

[成分] 黄精、山药各 30 克，麦门冬 12 克，粳米 50 克，生姜 2 片。

[制法] 将粳米洗净，与黄精、麦门冬、山药共入砂锅内，加清水 300～400 毫升，武火煮开，再用慢火煮至粥开汤稠，放入生姜，加盐少许调味即可。

[功效] 健脾补肾、益气养心。

[应用] 每次 1 小碗，可作早餐或点心。适用于脾肾两虚、气短乏力者。

3. 粉葛鲜鱼煲

[成分] 粉葛 250 克，潞党参 25 克，生鱼 1 条。

[制法] 粉葛 250 克洗净切成小块，生鱼 1 条，去腮及内脏，洗净。上三味加水适量共煲，鱼熟后放入姜丝、油盐调味。

[功效] 益气和血、解肌止痛。

[应用] 食鱼饮汤，每日或隔日 1 次。适用于更年期神疲乏力、肌肉酸痛、颈部肩背板滞不舒者。

4．参七煲粥

[成分] 生晒参粉 5 克,三七粉 3 克,粳米 50 克。

[制法] 将粳米洗净后连同上二味,加水煲粥。

[功效] 补气活血。

[应用] 每次 1 小碗,可作早餐。适用于更年期气虚血瘀所致的神疲乏力、气短懒言、畏寒肢冷者。

5．人参酒

[成分] 人参两支,白酒 500 毫升。

[制法] 将人参用白酒浸泡 1 个月。

[功效] 大补元气。

[应用] 每天饮 1 小盅。适用于更年期气虚所致的神疲乏力、气短懒言、畏寒肢冷者。

6．黄芪鸡

[成分] 草鸡一只,黄芪 50 克,酒、盐适量。

[制法] 将草鸡洗净后切块,黄芪洗净。将草鸡块放入锅中,加水加酒,武火烧开后捞去浮沫,放入黄芪,改为文火,炖 2 小时。

[功效] 双补气血、强壮益精。

[应用] 喝汤吃肉,可加盐调味,每日适量取服。适用于更年期元气不足,症见胸闷气短、心悸乏力、面色淡白者。

7．参苓甲鱼

[成分] 党参、茯苓各 20 克,甲鱼 1 只,火腿 50 克,葱、姜、黄酒、盐适量。

[制法] 将甲鱼宰杀、洗净、切块,同以上各味药及调料同放大碗内,加水适量,放蒸锅内蒸至甲鱼熟烂即可。

[功效] 益气健脾、消除疲劳。

[应用] 吃肉喝汤汁,分数次吃完。适用于更年期元气不足,症见胸闷气短、心悸乏力、食欲不振者。

8．虫草炖甲鱼

[成分] 活甲鱼 1 只,冬虫夏草 5 克,料酒、盐、葱、姜、蒜、鸡清汤各适量。

[制法] 将甲鱼宰杀,去内脏、洗净,剁成 4 大块,放锅中煮沸捞出,割开四肢,剥去腿油洗净;甲鱼放汤碗中,上放冬虫夏草,加料酒、盐、葱段、姜片、蒜瓣和鸡清汤,上笼隔水蒸 2 小时,取出,拣去葱、姜即成。

［功效］滋阴益气、补肾固精、抗疲劳。

［应用］佐餐食。适用于腰膝乏力等症。可增强体力、防病延年、消除疲劳。

9. 参芪炖鸡

［成分］鸡1只,黄芪30克,党参30克,当归10克,枸杞子10克,生姜1块,料酒、食盐适量。

［制法］将鸡宰杀干净烫去血水,入砂锅或炖锅加冷水开始烧,加入姜片、料酒去腥;黄芪,当归和党参用纱布包好,水开后一起加入锅中,用小火慢炖1.5小时,将出锅时撒入枸杞,再用盐调味。

［功效］补益气血、去除疲劳。

［应用］吃鸡喝汤。适用于更年期气短乏力、精力不济者。

 友情提醒

　　气短乏力是气虚的症状之一,是机体功能下降的表现。亚健康状态、病后或年老体弱均会出现气短乏力的情况,也可能是疾病的信号,所以要引起重视,有病治病,没病调养。如果不加以重视,有可能耽误疾病的诊断,或者由亚健康进入疾病状态,出现种种不适,影响生活质量,甚至出现严重的后果。因此在更年期出现气短乏力的症状,一是要做身体检查,二要适当注意休息,调节好工作的节奏,合理科学地安排好作息时间。

三十一、健忘

随着身体的老化,脑力渐渐感到不足,记忆力衰退就是一个明显的表现。中医认为,脑为髓海,肾藏精,主骨生髓,心主血脉,血舍神。因此,精髓不足、气血不充是导致脑力下降的最大原因。更年期由于精血渐渐不足,因此"健忘"就会光顾日常生活,忘事渐渐增多。为了少些忘事,我们也可以用食疗加以调治。

1. 桑椹酱

［成分］新鲜桑椹500克,白砂糖、冰糖适量,柠檬1个。

［制法］新鲜桑椹洗净,沥干水分,加白砂糖,搅拌均匀,腌制1个小时。锅中放少量水,大火烧开,加冰糖。待冰糖完全溶化后,倒入腌制过的桑椹,

小火煮并不时用勺子搅拌,不断用勺子碾压,煮至黏稠时,挤入柠檬汁,并搅拌均匀。然后关火冷却,装瓶备用。

〔功效〕补血、健脑、降脂、开胃。

〔应用〕每日1~2匙。适用于头晕健忘者。

2. 五味安神粥

〔成分〕五加皮、北五味子各6克,粳米30克,白糖适量。

〔制法〕将五加皮、北五味子加水适量,水煮2次,每次沸后煮30分钟,合并滤液1 000毫升,加粳米煮粥,待粥熟时加入白糖拌匀即成。

〔功效〕益气安神。

〔应用〕每日1次,早晨服。适用于头晕、失眠、记忆力减退者。

3. 圆肉红枣莲子粥

〔成分〕龙眼肉、红枣、莲子肉各30克,粳米250克。

〔制法〕将龙眼肉、红枣、莲子肉、粳米放入砂锅,加水煮粥。

〔功效〕益气健脾、养心安神。

〔应用〕每日服用1~2小碗。适用于神经衰弱引起的健忘、眩晕、失眠者。

4. 柏子仁核桃仁炖猪心

〔成分〕猪心1只,柏子仁、核桃仁各15克,盐5克。

〔制法〕将猪心剖开,洗净,置砂锅内;再将核桃仁、柏子仁一并放入锅内,加清水适量;先用武火烧沸,打去浮沫,再改用文火,烧至猪心熟透即成。加盐少许调味。

〔功效〕补血养心、益肝宁神。

〔应用〕佐餐。适用于更年期心肝血虚引起的健忘、失眠者。

5. 益智仁粥

〔成分〕益智仁50克,粳米100克。

〔制法〕益智仁洗净,加水煎煮取汁,与粳米一起煮粥。加蜂蜜少许调味。

〔功效〕补肾益智。

〔应用〕每日1~2小碗,作早餐服用。适用于更年期腰酸健忘者。

6. 葛根芪归鸡

〔成分〕鸡1只,黄芪30克,葛根、当归10克,生姜1块,料酒、食盐适量。

[制法]将鸡宰杀干净烫去血水,入砂锅或炖锅加冷水开始烧,加入姜片、料酒去腥;黄芪,当归和葛根用纱布包好,水开后一起加入锅中,用小火慢炖1.5小时,将出锅时再用盐调味。

[功效]补气益血。

[应用]吃鸡喝汤。适用于更年期气短乏力、头晕健忘者。

7. 龙眼蛋汤

[成分]龙眼6颗,鸡蛋1只,糖适量。

[制法]龙眼去壳取肉,放入锅中,加水煮开,然后打入鸡蛋液,加糖适量调味。

[功效]补益精血。

[应用]每日1次。适用于更年期血虚健忘者。

> **友情提醒**
>
> 健忘是心神失养、髓海不足的表现。精髓气血一方面靠补,更重要的是靠养与练。养成定时就寝和起床的生活规律,使入睡时间规律化,对养神很重要。另外,善于学习也是减少忘事的重要手段。心灵手巧,手巧心灵,经常做做手的动作,对提高脑力有帮助。

三十二、失眠

失眠是指不能获得正常睡眠的一种病症。失眠表现为入睡难,早醒、易醒或彻夜难眠。本病属中医学"不寐"范畴。由于睡眠不足,会严重影响生活的质量,令人十分痛苦。更年期肾水不足,阴阳失调,容易出现阳亢火扰、痰热内扰,导致心神不宁,或出现心脾两虚或心虚胆怯情况,导致心神失养,所以有相当一部分人在更年期出现失眠现象。

1. 甘草粟米大枣粥

[成分]甘草3克,粟米50克,红枣5克。

[制法]将粟米洗净,与红枣、甘草共入砂锅内,加清水300～400毫升,武火煮开,再用慢火煮至汤稠即可。

[功效]健脾、养心安神。

[应用]每次1小碗,每日1次。可作晚点心。适合于心脾两虚、失

眠者。

2. 莲子百合煲瘦肉

[成分] 去芯莲子 20 克,百合 20 克,猪瘦肉 100 克。

[制法] 猪瘦肉洗净、切块,莲子、百合用清水泡发。加水适量同煲,肉熟烂后盐调味食用。

[功效] 健脾益肺、清心安神。

[应用] 每日 1 次。适用于失眠、心烦、心悸者食用。

3. 红枣百合莲心粥

[成分] 红枣 20 克,百合 50 克,莲心 50 克,糯米 100 克。

[制法] 上四味洗净后,同入电炖锅中,加水适量煲粥。

[功效] 健脾、养心安神。

[应用] 每晚睡前半小时左右取一碗用适量蜂蜜调服。有助于睡眠。

4. 冰糖麦枣汤

[成分] 小麦 50 克,大枣 30 克,冰糖适量。

[制法] 小麦、大枣加水 4 碗,煮取 1 碗,加入适量冰糖。

[功效] 健脾、养心安神。

[应用] 早晚服用。有助于气血不足、心神失养者改善睡眠。

5. 龙眼鸡蛋汤

[成分] 龙眼 5 枚,鸡蛋 1 只,白糖适量。

[制法] 龙眼去壳去核 5 枚,鸡蛋 1 只。锅中放水 1 碗,放入龙眼,煮至水开,打入鸡蛋,滚开后加白糖。

[功效] 养血安神。

[应用] 早晚服用。有助于血虚心神失养者改善睡眠。

6. 鹿心血

[成分] 鹿心血适量。

[制法] 晒干后研细,备用。

[功效] 养血安神。

[应用] 取 1 匙兑酒服。适用于血虚心神失养者失眠。

7. 果醋

[成分] 果醋。

[制法] 市售。

〔功效〕安神助眠。

〔应用〕当劳累难眠时候,取果醋1匙,放入温开水内调和,慢慢饮服。饮时静心闭目,有助于心神失养者改善睡眠。

8. 葡萄酒

〔成分〕葡萄酒。

〔制法〕市售。

〔功效〕活血养心、安神助眠。

〔应用〕晚上临睡前30分钟,喝1小杯葡萄酒。有助于改善睡眠质量。

9. 糖水百合

〔成分〕百合100克,冰糖适量。

〔制法〕百合加水炖烂,加冰糖调味。

〔功效〕润肺止咳、清心安神。

〔应用〕每日1～2次,睡前服用。改善睡眠质量。

10. 麦米大枣粥

〔成分〕小麦仁50克,糯米30克,大枣10枚,白糖少许。

〔制法〕将小麦仁、糯米、大枣加水共煮成粥,吃时加糖调味。

〔功效〕养心、补血安神。

〔应用〕每日2次,可分次吃完。适用于脾虚失眠者。

 友情提醒

查找失眠病因,根据不同的病因,采取不同的治疗方法才能取得较佳的疗效,养成定时就寝和起床的生活规律,使入睡时间规律化,早上不贪睡。临睡前数小时内不宜喝茶水、咖啡、可乐,宜喝加糖的牛奶或几片面包,但是不能太多。睡前热水洗脚或温水沐浴,有助于入睡。

三十三、耳鸣

耳朵接受外界声音刺激,在耳朵里产生听到声音的感觉,这是正常的听觉功能。而外界根本没有发生声音的音源,但主观上却感到有各种各样的声音,这就是耳鸣。耳鸣也就是自己感到耳内鸣响,鸣响的声音有的如蝉鸣,有的像打雷,有的如哨声,也有像水开的声音,各色各样,甚至有50多种之不同。耳鸣是更年期常见的症状之一,也是很多重要的疾病比如高血压、脑血管病的信号。出现耳鸣应及时就医。中医认为肾开窍于耳,耳又属于少阳胆经所在之处,若耳内鸣响声如蝉鸣,时发时止,按之能减轻的多是肾精不足,若耳内鸣响声如打雷,粗大高亢,按之不能减轻的为肝胆火旺。在耳鸣的早期,选择一些合理的食疗方法,对减轻耳鸣有一些帮助。

1. 萸肉炖猪肾

[成分] 猪肾 2 只,山茱萸 15 克,调味料适量。

[制法] 以上洗净后共放入砂锅内煲汤,调味。

[功效] 补益肝肾。

[应用] 吃猪肾喝汤。适用于更年期头晕目眩、耳鸣耳聋、腰膝酸软。

2. 苁蓉羊肾粥

[成分] 羊肾 50 克,肉苁蓉 15 克,羚羊角屑 15 克,磁石 20 克,薏苡仁 20 克。

[制法] 肉苁蓉用酒洗去土,再与羚羊角屑、磁石一起水煎,去渣取汁。肾去脂膜,洗净,细切后与薏苡仁一起放入药汁中煮粥。

[功效] 滋肾平肝、强壮补虚。

[应用] 喝粥吃羊肾。适用于肝肾不足、身体羸弱、面色黄黑、鬓发干焦、头晕耳鸣等。

3. 枸杞菊花茶

[成分] 枸杞子 10 克,菊花 10 克。

[制法] 沸水冲泡。

[功效] 补益肝肾、聪耳明目。

[应用] 常饮。适用于更年期肝肾不足之头晕耳鸣。

4. 糙米五谷饭

[成分] 糙米、血糯米、薏苡仁、黑豆、荞麦。

[制法] 将糙米、血糯米、薏苡仁、黑豆、荞麦煮成饭。

[功效] 健脾补肾。

[应用] 代早餐食用。因糙米五谷饭富含 B 族维生素和氨基酸,有防止噪音伤耳的功效。

5. 枸杞山药煲猪肾

[成分] 枸杞子 20 克,新鲜铁棍山药 1 根,猪肾 1 对。调味料适量。

[制法]猪肾剖开,去筋膜,洗净,用水漂去腥臊味,用刀切成花块,在沸水中余一下,捞出待用。山药洗净、去皮、切段,枸杞子洗净,用凉水泡涨。将山药与猪肾放入砂锅中加水与料酒适量煲汤,待关火前3分钟放入枸杞子,调味料。

　　[功效]补肾益精、聪耳明目。

　　[应用]佐餐。适用于老年肾精亏虚之耳鸣耳聋、头昏眼花、腰酸乏力。

6. 胡萝卜炖田螺

　　[成分]胡萝卜250克,田螺肉150克,料酒、姜、葱、酱油、醋、味精适量。

　　[制法]胡萝卜洗净,切成菱形块,田螺肉洗净,共入砂锅,加水、料酒、姜葱煨炖至田螺肉软烂,汤中加酱油、醋、味精调味。

　　[功效]健脾养胃、补益精气。

　　[应用]佐餐,每日吃此1剂。本方能补充铁、锌、β-胡萝卜素、维生素A,有防止内耳上皮细胞及耳蜗耳管萎缩,促使内耳神经细胞再生的作用。

7. 姜葱萝卜丝

　　[成分]白萝卜200克,葱白、生姜、鲜橘皮各10克,酱油5克,味精2克,芝麻油15克,芥末、胡椒粉少许。

　　[制法]白萝卜200克洗净后切成丝,葱白洗净后切成末,生姜洗净后切成细粒,鲜橘皮洗净后切成细丝,同入盘中,加酱油5毫升,味精2克,芝麻油15毫升,芥末、胡椒粉少许,拌匀即成。

　　[功效]理气开郁、消痰通窍。

　　[应用]佐餐食用。适宜于情志不畅、痰气阻滞耳窍引起的耳鸣或两耳阻塞如聋、胸闷太息、呕吐痰涎、口中苦腻、大便不畅、苔黄脉滑者。

8. 二至鸡

　　[成分]女贞子100克,旱莲草50克,乌骨鸡1只,磁石30克,葱茎20克,生姜15克,盐15克,料酒10毫升,盐少许。

　　[制法]将女贞子、旱莲草洗净。葱茎、生姜切碎。乌骨鸡去净毛和内脏,洗净。磁石30克(双层纱布包裹),与女贞子、旱莲草、乌骨鸡同入砂锅内,加适量水,大火煮沸后打去浮沫,加料酒,小火炖至鸡肉烂熟,拣去女贞、旱莲、磁石,再加葱茎、生姜、盐调味。

　　[功效]滋补肾精、聪耳。

　　[应用]喝汤吃鸡肉。适宜于老年肾虚不能充耳,耳内鸣响如蝉,夜间尤甚,反复不愈,逐渐加重,兼有头晕目眩或两耳重听如聋、腰酸乏力、脉沉

细、尺脉尤弱者。

9. 芹菜汁

[成分] 芹菜 150 克,矿泉水适量,蜂蜜适量。

[制法] 芹菜洗净后切成小段,放进沸水中烫一下,然后与适量矿泉水一起放入果蔬榨汁机打浆榨汁。加蜂蜜调味。

[功效] 平肝清热。

[应用] 饮用。适用于更年期女性肝胆火气上逆、血压上升、头痛脑胀、面红目赤、突然耳中鸣响,或两耳闭塞如聋、心烦易怒、口苦、大便干结、舌质红、苔薄黄、脉弦数者。

10. 化痰聪耳莲子汤

[成分] 半夏、白术、天麻、陈皮各 9 克,茯苓 15 克,石菖蒲 6 克,莲子 30 克,红糖适量。

[制法] 前六味煎汤去渣,入莲子、红糖一起煮烂。

[功效] 化痰开窍。

[应用] 每日服 1 次,连服 10 日。适用于身体肥胖、耳闭耳鸣者。

11. 益肾聪明酒

[成分] 熟地黄、杜仲、怀牛膝、黄精、山药、续断、天麻、远志、五味子、山茱萸、覆盆子、枸杞子各 30 克,十年陈黄酒 1 000 毫升。

[制法] 将上述各味药共研成末,装入纱布袋,放入坛中,加入酒后密封。一个月后饮用。

[功效] 补益肝肾、聪耳明目。

[应用] 每日早、晚空腹各服 1 次,每次温饮 10～15 毫升。适用于肾虚不能充耳,耳内鸣响,午后、夜间尤甚,反复不愈,逐渐加重者。

12. 枸杞白果饮

[成分] 枸杞子 30 克,银杏 10 克。

[制法] 上两味用水煎煮。

[功效] 补气益精。

[应用] 饮服。每日 2～3 次。用于肾虚耳内鸣响。

13. 雪羹汤

[成分] 生荸荠、海蜇头各 60 克。

[制法] 将海蜇用温水泡发,洗净,切碎,将鲜荸荠洗净去皮;把切碎的

海蜇和荸荠一起放入砂锅内,加水适量,用小火煮1小时;煮好后,将汤倒入碗内。

〔功效〕清热、泻火、生津。

〔应用〕喝汤。适用于虚火上炎所致的耳聋、耳部胀痛。

14. 菊芦冬饮

〔成分〕菊花、芦根、车前子、冬瓜皮各30克。

〔制法〕将上述四味共用水煎。

〔功效〕清利头目。

〔应用〕饮服,每日2~3次。适用于少阳胆热的耳鸣患者。

🍒 友情提醒

耳鸣会影响听力,妨碍睡眠,引起焦虑烦躁,影响生活质量。因此一定要早期干预。熬夜、疲劳、压力过大、常用耳塞等会引起耳鸣和加重耳鸣。因此,要注意劳逸结合,学会放松心情,不熬夜,尽量少用或不用耳塞。若出现耳鸣应早日就医,另外要经常按揉耳朵。注意饮食宜忌。饮食方面,主食及豆类多选择小麦、小米、大麦、黄豆、花生、黑豆、芝麻等;肉、蛋、奶多选择肝、鸡蛋、猪肾、牛肉、牛奶、牡蛎等;蔬菜多选择柿子椒、菜花、苦瓜、四季豆、荠菜、木耳、香菇、紫菜等;水果可选择柠檬、苹果、柚子、柿子、杏、葡萄、香蕉、橙子等。禁食辛辣、香燥之物,以避免耗散精血,损伤肝肾;高血压肝阳上亢的耳鸣要避免花椒、咖喱、辣椒,以免助热化火的食物加剧阳亢;避开咸肉、甜点等,以免咸寒、甜腻之物酿湿化痰,上扰清窍;戒烟以防烟中有害物质损伤循环系统,加重耳内神经、血管缺氧、加剧耳鸣。

三十四、骨质疏松

骨质疏松症是以骨组织显微结构受损,骨矿成分和骨基质等比例不断减少,骨质变薄,骨小梁数量减少,骨脆性增加和骨折危险度升高的一种全身骨代谢障碍的疾病。女性在更年期有1/3以上的人都有不同程度的骨质疏松,随着年龄的增加,骨质疏松的情况会变得更加明显。骨质疏松会出现骨痛,身体变矮,导致骨的脆性增加,容易发生骨折,因此必须对骨质疏松进行及早干预。研究表明,导致骨质疏松的原因很多,钙的缺乏是被大家公认的因素,降钙素以及维生素 D 的不足也很重要,而酸性体质是钙质流失、骨质疏松的重要原因。从食物上补充钙质,食用碱性食品以防止体液酸化,保持人体弱碱性环境,不失为防止钙流失,预防和改善骨质疏松程度的一种有效手段。

1. 黑豆猪骨汤

[成分]猪骨头 500 克,黑豆 150 克。

[制法]先将黑豆加水浸泡,然后加入洗净的猪骨头,加适量水,用文火煮烂,稍加食盐、味精,适量食之。

[功效]补肾壮骨。

[应用]用于食疗补钙。

2. 黄豆猪骨汤

[成分]鲜猪骨 250 克,黄豆 100 克。

[制法]黄豆提前用水泡 6～8 小时;将鲜猪骨洗净,切断,置水中烧开,去除血污;然后将猪骨放入砂锅内,加生姜 20 克、黄酒 200 毫升,食盐适量,加水 1 000 毫升,经煮沸后,用文火煮至骨烂,放入黄豆继续煮至豆烂,即可食用。

[功效]鲜猪骨含天然钙质、骨胶原等,对骨骼生长有补充作用。黄豆含黄酮甙、钙、铁、磷等,有促进骨骼生长和补充骨中所需的营养。

[应用]每日 1 次,每次 200 毫升,每周 1 剂。此汤有较好的预防骨骼老化、骨质疏松作用。

3. 香菜牛骨汤

[成分]牛骨 250 克,香菜 15 克,盐、咖喱适量。

[制法]牛骨洗净后置锅中,水煮,开锅后撇去浮沫,加姜、葱再煮。见牛骨发白时,表明牛骨的钙、磷、骨胶等已溶解到汤中,随即捞出牛骨,开锅后再去浮沫,加盐和咖喱调味后,撒上香菜即可。

[功效]补肾壮骨。

[应用]喝汤佐餐。适用于骨质疏松症、更年期综合征等。

4. 虾皮豆腐汤

[成分]虾皮 50 克,嫩豆腐 200 克。

[制法]虾皮洗净后泡发,嫩豆腐切成小方块,葱花、姜末及料酒,油锅内煸香后加水,滚开后加入虾皮、嫩豆腐烧汤。

[功效]补充钙质、强健身体。

[应用]常食此汤对缺钙的骨质疏松症有效。

5. 虾皮紫菜汤

[成分]虾皮15克,紫菜9克。

[制法]水开后,下虾皮、紫菜,滚开后,加味精、食盐调料即可。可撒入葱花增进香味。

[功效]补充钙质、强健身体。

[应用]佐餐常食。可补充钙质,预防骨质疏松。

6. 芝麻酱

[成分]芝麻酱。

[制法]市售。

[功效]补肾益精、补充钙质。

[应用]佐餐常服。对缺钙的骨质疏松症有效。

7. 芝麻豆浆

[成分]黑芝麻20克,黄豆20克。

[制法]先将黄豆用水泡胀。然后将黑芝麻、黄豆放入豆浆机内,加水,按操作制成芝麻豆浆。

[功效]补肾,防治骨质疏松。

[应用]经常食用,可作早餐或饮料食用。适用于更年期,预防骨质疏松。

8. 香酥鱼骨

[成分]新鲜鱼排,白砂糖,食用盐,味精,黄酒,辛香料等。

[制法]市售。

[功效]补钙开胃。

[应用]佐餐或作零食。能辅助补钙。

9. 香蕉奶昔

[成分]香蕉1根,牛奶300毫升。

[制法]香蕉去皮后切成段,与牛奶一起放入食品粉碎机后制成奶昔。

[功效]补钙开胃。

［应用］日常饮用。能补充钙质。

10. 补肾甲鱼煲

［成分］甲鱼 500 克,山药(干)15 克,枸杞子 10 克,姜 5 克,大葱 10 克,料酒 10 毫升,盐 4 克。

［制法］将甲鱼放入热水中宰杀,剖开,去肠、脏并洗净;将山药去皮,洗净后切成块;在砂锅里加入适量清水及姜、葱、料酒、盐,并加入枸杞子、山药、甲鱼一起炖熟即可。

［功效］滋阴补肾、益气健脾。

［应用］佐餐。适用于脾肾精气亏虚型骨质疏松症患者。

11. 海带骨头汤

［成分］选猪腿骨 3 根,鲜厚海带 200 克,姜 1 块,盐、味精适量。

［制法］猪骨洗净,海带切成条状。在砂锅里加适量水,放入骨头、盐、姜、酒炖汤,待骨头炖至八成熟后,将海带下入锅内同煮,炖烂即可。

［功效］强壮骨骼。

［应用］佐餐。味道鲜美,钙质丰富,适用于预防更年期骨质疏松。

12. 紫菜鸡蛋汤

［成分］鸡蛋 1 个,紫菜(干)30 克,盐 3 克,味精 1 克,芝麻油 15 毫升,香葱 10 克。

［制法］鸡蛋磕入碗中,充分打匀;汤锅置火上,倒入 1 000 毫升清水,煮开后将鸡蛋均匀地倒入锅内;开锅放入紫菜煮片刻,加入适量盐、味精,淋芝麻油,撒香葱即可盛出。

［功效］调理体质、补益精气。

［应用］佐餐,经常食用。适用于更年期的身体调养,预防骨质疏松。

13. 山药牛骨汤

［成分］山药 25 克,牛骨 500 克。

［制法］将山药带皮洗净,切断。另将牛骨、山药置锅中,加水煮沸后撇去浮沫,加姜、葱再煮。见牛骨发白时,表明牛骨的钙、磷、骨胶等已溶解到汤中,随即捞出牛骨,开锅后再去浮沫,调味后即可。

［功效］益肾健脾、强筋壮骨。

［应用］喝汤吃山药。适用于更年期骨质疏松症。对肝肾阴亏引起的失眠、头晕、耳聋、神经衰弱等也有疗效。

14. 核桃淡菜粥

[成分] 核桃仁、淡菜、粳米各 30 克,莲子、怀山药、黑豆各 15 克。

[制法] 将上述用料洗净,黑豆可先行泡软,莲子去心,核桃仁捣碎,同放入锅中,加水煮至米烂粥成,用盐、味精调味。

[功效] 补肾健脾。

[应用] 酌量食用。适用于脾肾两虚的骨质疏松症患者。

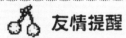 **友情提醒**

　　合理的饮食结构、生活习惯,适当的体育锻炼与户外活动以及良好的心态,对防治骨质疏松有重要作用。平时要避免酸性物质如甜点及高脂肪饮食的过量摄入,每天的酸性食物和碱性食物的摄入比例应遵守 1 : 4 的比例。日常生活中应该避免喝浓咖啡,戒烟、酒,少盐,否则不利于骨骼的新陈代谢,而会增加尿钙排泄、影响身体对钙的吸收。多进行户外运动以及接受适量的日光照射,有助于增加骨密度。保持良好的心情,有利于保持弱碱性体质,从而预防骨质疏松的发生。

三十五、腰酸

　　腰为肾之府,更年期由于肾精不足,常常会出现腰酸的症状,表现为腰部酸软无力,喜按喜揉,常反复发作。有时伴有腰椎退行性变、骨质疏松等疾病也会出现腰痛情况。肾虚腰痛分为偏阳虚和偏阴虚,面色苍白、手足不温、少气乏力、舌淡脉沉细,属偏阳虚,宜温补肾阳;心烦失眠、口燥咽干、面色潮红、手足心热、舌红少苔、脉弦细数,属偏阴虚,宜滋补肾阴。

1. 杞萸炖猪肾

[成分] 猪肾 2 只,枸杞子、山茱萸各 15 克。

[制法] 以上洗净后共放入砂锅内煮至猪肾熟。

[功效] 补益肝肾。

[应用] 吃猪肾喝汤。适用于更年期头晕目眩、耳鸣耳聋、腰脊酸软、潮热盗汗、五心烦躁。

2. 杜寄骨头汤

[成分] 猪骨头、桑寄生各 50 克,杜仲 15 克,食盐适量。

[制法] 取将猪骨头剁块,洗净,滚烫后捞起;桑寄生与杜仲快速以清水

洗净;将所有材料盛入煮锅、加水以大火烧开后转小火炖至熟烂,加盐调味即成。

[功效]补肾壮骨。

[应用]喝汤,每次 1 小碗。适用于腰酸背痛、久站乏力者。

3. 麻酱牛蒡炒肉丝

[成分]牛蒡、瘦肉、黑芝麻、酱油适量。

[制法]将牛蒡削去外皮、切细丝;瘦肉切细丝;待油锅热放入肉丝炒,再放入牛蒡,加酱油调味炒匀,待肉熟即可盛盘,洒上黑芝麻即可。

[功效]滋养肝肾、补强腰力。健脾、养心、安神。

[应用]佐餐吃。适用于腰酸背痛、便秘者。

4. 猪肾炖杜仲

[成分]杜仲 25 克,猪肾 1 个。

[制法]杜仲 25 克,猪肾 1 个,洗净。将杜仲与猪肾一起入锅,加水与黄酒适量,隔水炖 1 小时后,加盐调味。

[功效]滋补肝肾、强壮筋骨。

[应用]佐餐吃。适用于腰酸背痛、四肢乏力者服用。

5. 虾皮韭菜粥

[成分]虾皮 5 克,韭菜 20 克,黑豆 15 克,粳米 100 克。

[制法]虾皮、粳米洗净;韭菜洗净,切碎;黑豆洗净,水浸泡软。水煮沸后放虾皮、粳米、黑豆,小火熬至豆烂粥稠,放入韭菜煮沸即可。

[功效]温肾壮阳、补肾强身。

[应用]每日或隔日服食 1 次。适用于腰酸背痛、怕冷乏力者服用。

6. 川断猪肾汤

[成分]川断、菟丝子各 15 克,黄豆 50 克,猪肾 2 个,料酒 100 克,葱、姜适量,盐少许。

[制法]川断、菟丝子洗净装入小纱布袋,扎紧袋口;黄豆洗净,水浸泡软;猪肾洗净、剖开。药袋、黄豆、猪肾、料酒、葱、姜放入砂锅,加水适量,小火炖至豆肉熟烂弃药袋。

[功效]补肾固精、强壮筋骨。

[应用]佐餐吃。适于肾虚腰痛者。

7. 首乌鸡汤

[成分] 制首乌 15 克,川牛膝 10 克,乌骨鸡 1 只,黄酒 100 毫升,葱、姜、盐适量。

[制法] 制首乌、川牛膝洗净装入小纱布袋,扎紧袋口;乌骨鸡去毛、去内脏、洗净,用黄酒、葱姜腌 30 分钟;乌骨鸡、药袋放入砂锅,加水适量,用小火炖至肉烂放盐,取出药袋后即可食用。

[功效] 补肝肾、强筋骨、通经络。

[应用] 吃鸡肉喝汤。适用于肾虚感受寒湿引起的腰痛,活动受限。

8. 胡桃肉粥

[成分] 胡桃肉 30 克,大枣 10 枚,粳米 50 克。

[制法] 将胡桃肉、大枣、粳米洗净;砂锅内放入大枣、粳米,加水熬煮,待粥快熟时放胡桃肉,小火熬至粥稠。

[功效] 补肾强腰。

[应用] 经常食用,也可当作早餐。适用于肾虚腰酸无力者。

9. 五加皮羊肉汤

[成分] 五加皮 30 克,独活 10 克,羊肉 500 克,黄酒 100 毫升,生姜 5 克,小茴香适量,葱、盐少许。

[制法] 五加皮、独活洗净装入小纱布袋,扎紧袋口;羊肉洗净切成小块,加黄酒、生姜、小茴香、葱、盐腌 30 分钟,和药袋一起放入砂锅,加水适量,用小火炖至肉烂,取出药袋,即可食用。

[功效] 温补肝肾、强筋健骨、祛风除湿。

[应用] 佐餐。适用于肾虚感受寒湿引起的腰部冷痛,活动受限。

10. 牛蒡根牛骨汤

[成分] 鲜牛蒡根 200 克,续断 20 克,带肉牛骨 300 克,料酒 100 毫升,葱、姜、盐各适量。

[制法] 牛蒡根洗净切成块;续断洗净装入小纱布袋,扎紧袋口;牛骨洗净,砸碎;砂锅加适量水后放入牛蒡、续断、牛骨、料酒、葱姜,小火炖至肉烂,取出药袋,加少许盐。

[功效] 补肝肾、强筋骨、通血脉。

[应用] 佐餐。适用于肾虚腰酸。

　　腰酸是更年期常见的症状之一,多是肾精不足的表现,但湿邪入侵腰部经脉也会出现腰酸的情况,两者有虚实之别。若疲劳后加重,多属虚,若活动后缓解,多属实,也有虚实夹杂的情况。最好能请医生予以辨证,以寻找更合理的食疗与运动方法。久立、房劳、熬夜都会伤肾,湿邪最易侵犯腰间经脉,都应注意避免。

三十六、膝痛

　　在 49 岁甚至更早的 42 岁左右,有相当一部分女性朋友会出现膝关节疼痛的现象,尤其在上下楼梯的时候膝痛的感觉会突然降临,而关节处绝大多数看不出异常的征象。中医认为,膝为筋之府,肝主筋,更年期女性由于肝肾不足,筋骨失养,出现膝关节退行性改变,导致局部气血不和,出现疼痛。如果不加以重视,时间一长,就会造成"屈伸不能,行则偻附"的严重情况,影响生活质量。选择补肝肾、强筋骨、活血化瘀、行气止痛的适量方法,能及时预防和缓解膝痛的发生。

1. 杜寄牛筋汤

　　[成分] 新鲜牛筋 100 克,桑寄生各 50 克,杜仲 15 克,盐适量。

　　[制法] 将桑寄生与杜仲快速以清水洗净;牛筋洗净,滚烫后捞起;将所有材料盛入煮锅、加水以大火烧开后转小火炖至熟烂,加盐调味即成。

　　[功效] 补肾强筋、壮骨。

　　[应用] 喝汤,每次 1 小碗。适用于腰膝疼痛、久站乏力者。

2. 牛膝牛骨汤

　　[成分] 怀牛膝 25 克,牛骨 500 克。葱、姜适量,调味料少许。

　　[制法] 将怀牛膝快速洗净,与牛骨同置锅中,加水煮沸后撇去浮沫,加姜、葱再煮。见牛骨发白时,表明牛骨的钙、磷、骨胶等已溶解到汤中,随即捞出牛骨、牛膝,开锅后再去浮沫,调味后即可。

　　[功效] 益肾健脾、强筋壮骨。

　　[应用] 喝汤。适用于更年期膝痛。

3. 宣木瓜猪蹄汤

　　[成分] 宣木瓜 15 克,当归、川牛膝、怀牛膝各 15 克,猪蹄 1 对,调味料适量。

[制法] 将宣木瓜、当归、川牛膝、怀牛膝置于锅中,加水煎取汁液,将猪蹄洗净、剖开;药汁与猪蹄同入锅中,加酒,先开大火后用小火将猪蹄焖炖至熟烂,加调味品调味即可。

[功效] 补肝养血、舒筋活络。

[应用] 喝汤吃肉以佐餐。用于更年期腰膝疼痛、肢体拘挛疼痛。

4. 牛膝酒酿

[成分] 怀牛膝 500 克,糯米 1 000 克,甜酒曲适量。

[制法] 先将牛膝洗净,同放入砂锅中,加适量水煮 2~3 次,取部分药汁浸糯米,另一部分药汁于糯米煮熟后,拌和甜酒曲,于温暖处发酵为酒槽。

[功效] 补肝肾、强筋骨。

[应用] 每天吃一到两匙。适用于更年期腰膝疼痛、肢体拘挛疼痛。

5. 木瓜酒

[成分] 木瓜、怀牛膝、五加皮、女贞子、独活、当归、千年健、陈皮、秦艽、红花、川芎、桑寄生、川牛膝各 15 克,白酒 1 000 毫升。

[制法] 将上药浸泡于白酒中,一周后即可饮用。

[功效] 补肝肾、强筋骨、祛风湿、行气血。

[应用] 每日喝 2 次,每次喝 25 毫升。适用于更年期腰膝疼痛,肢体拘挛疼痛。

♀ 友情提醒

膝关节应经常运动,但运动量不宜过大,要注意方式方法。登楼,是一项很好的健身运动,但是身体在下楼时一条腿要负担平时承重的两倍,经常重复同一动作,对膝关节的压力会增大,容易造成膝关节磨损。但是不锻炼的话,身体过于肥胖,人体承重过大,对膝关节影响更大,因此一定要掌握恰当的方式方法:①锻炼要循序渐进,开始时,应采取慢速,坚持一段时间,可以逐步加快速度或延长时间,但是不能过于剧烈。②下楼时,为了防止膝关节承受压力增大,应前脚掌先着地,再过渡到全脚掌着地,以缓冲膝关节的压力。登楼后可对膝关节进行局部按摩,平时最好常做下蹲、起立及静力半蹲等练习,使膝关节得到充分的运动,防止其僵硬。膝盖有陈旧性损伤的人,尽可能不要进行登楼的锻炼。同时,日常一定要注意膝部保暖。

三十七、足跟痛

足跟痛的症状多见于中老年人,更年期出现足跟痛的概率明显增多。根据现代医学的观点导致足跟痛的原因可能有:①跟骨骨刺:隆起的骨刺,容易使局部组织受到摩擦、劳损,产生无菌性炎症,而局部的炎症反应会引起足跟疼痛。②足底腱膜炎:足底腱膜有维持正常足弓、缓冲震荡、加强弹跳力的作用。长时间行走、过度负重会引起腱膜劳损,导致局部无菌性炎症而出现疼痛症状,其部位常常集中于跟骨结节腱膜起点处。③跟垫痛:跟垫是跟骨下方由纤维组织为间隔,以脂肪组织及弹力纤维形成的弹性衬垫。随着年龄的增大,跟垫弹力下降,跟骨在无衬垫的情况下承担体重,严重时可形成瘢痕及钙质沉积,引起足跟痛。跟垫痛与跖筋膜炎不同,在整个足跟下方都有压痛。治疗方法为使用海绵跟垫或局部产品物注射。④跟骨后滑囊炎:最易发生在跟腱与皮肤之间的滑囊,由不合适的高跟皮鞋摩擦损伤引起。滑囊壁可变肥厚,囊内充满滑液,局部肿胀,并有压痛。另外,陈旧性跟骨骨折、少见的跟骨肿瘤或结核也是足跟痛的原因。中医认为肾主骨,肾精不足,骨失所养,因此,足跟痛多是肾虚的表现,但也与局部气滞血瘀、经脉不通有关系。中医治疗足跟痛常常应用内外合治的方法,有些食疗方会对足跟痛有帮助。

1. 薏苡仁牛蒡根粥

[成分]薏苡仁、牛蒡根各50克,绿豆50克,粳米100克,水适量。

[制法]薏苡仁、粳米洗净;绿豆洗净,水浸泡软;牛蒡根洗净切成小丁。水煮沸后放入薏苡仁、绿豆、牛蒡根、粳米,小火熬至豆烂粥稠。

[功效]渗湿除痹。

[应用]佐餐。适用于足跟疼痛。

2. 杜仲牛骨汤

[成分]杜仲50克,牛骨300克,料酒100毫升,葱、姜、盐各适量。

[制法]杜仲洗净装入小纱布袋,扎紧袋口;牛骨洗净,砸碎。砂锅加适量水后放入杜仲、牛骨、料酒、葱姜,小火炖至肉烂,取出药袋,加少许盐。

[功效]补肝肾、强筋骨、通血脉。

[应用]佐餐。适用于肾虚足跟痛。

3. 骨碎补酒

[成分]骨碎补200克,白酒500毫升。

[制法]骨碎补浸泡于酒中,一个月后饮用。

［功效］温补肾阳、强筋健骨、活血续伤。

［应用］饮用,每日 15 毫升。适用于肾阳虚腰痛怕冷、脚弱足痛、耳鸣耳聋者。

4. 骨碎补杜仲煨猪肾

［成分］骨碎补、杜仲各 20 克,猪肾 1 对,酒适量。

［制法］猪肾去筋膜,剖开,漂洗洗净;骨碎补、杜仲洗净后用纱布包好,与猪肾一起入砂锅,加酒、水适量小火焖炖,待猪肾熟透,去药包。取出,将猪肾切片,装盘。

［功效］温补肾阳、强筋健骨、活血续伤。

［应用］吃猪肾,可蘸酱油或椒盐。适用于肾阳虚腰痛怕冷、脚弱足痛、耳鸣耳聋者。

5. 二仙粥

［成分］淫羊藿 10 克,仙茅 10 克,粳米 100 克,冰糖 20 克。

［制法］将淫羊藿、仙茅加水煎煮,先后煎、滤 2 次,将 2 次药液兑在一起,放入锅内,再加粳米、清水,武火烧开后,转为文火慢煮,待米烂后加入冰糖,几分钟后即成。

［功效］补肾助阳。

［应用］食粥。适用于肾阳虚腰痛怕冷、脚弱足痛、耳鸣耳聋者。

 友情提醒

对待足跟痛,不要一味地滥用止痛药,因为止痛药用久了,会损害肝肾,造成严重后果。应该明确病因,如摄片判断有无骨刺,以便针对性地选择用药。药膳用好了可以缓解足跟痛,但建议内外合治,如同时采用泡脚、敷贴、选用海绵垫等,若久治不愈,应到医院诊治。

附:

醋糟外敷包

［成分］醋糟 1 500 克。

［制法］醋糟炒热,以不烫皮肤为度,装入小布袋内。

［功效］活血化瘀。

［应用］敷患处,睡前敷 1～2 小时,冷后再热再敷,每日进行,主治腰腿酸痛、肝肾不足者。

女性更年期食疗

威灵花叶泡脚方

[成分] 威灵仙、艾叶、红花、干姜各 10 克,水适量。

[制法] 将以上药水煎取汁,加热水泡脚。

[功效] 活血、化瘀、止痛。

[应用] 睡前泡脚半小时,每日进行。适用于足跟痛。

三十八、水肿

水肿是机体细胞外液中水分积聚所致的局部或全身肿胀。在体重增加的同时,会出现眼皮水肿、脚踝或小腿水肿。水肿常是心脏病、肝病、肾病,内分泌等疾病的信号,也有一些水肿是一种生理反应,并非是疾病的表现。更年期由于内分泌的紊乱,自主神经功能失调,血管回流受阻等种种因素,常会出现水肿现象。中医认为,水肿与肺脾肾功能失调有密切关系,在明确病因、排除心肾等严重疾病的情况下,合理使用药膳良方,对消除水肿很有帮助。

1. 鲤鱼汤

[成分] 活鲤鱼 1 条(约 500 克),葱末、姜末、料酒、无钠盐等作料适量。

[制法] 鲤鱼去鳞、鳃及内脏,洗净,将葱末、姜末、料酒、无钠盐放于鱼腹中,稍加无钠盐。蒸熟。

[功效] 健脾利水。

[应用] 熟后食鱼肉喝鲜汤,亦可作为每日之副食,分次食用。适用于更年期水肿而表现为脾虚者。

2. 赤豆汤

[成分] 赤豆 100 克。

[制法] 赤豆洗净,加水小火煮,熬到汤的分量只有加清水时总量的一半即可盛出饮用。

[功效] 利水消肿。

[应用] 随量饮用。适用于更年期水肿。

3. 鲫鱼煲赤豆

[成分] 鲫鱼 500 克,赤豆 120 克,陈皮 6 克。

[制法] 将鲫鱼先放入干净的水中养 1~2 日以去除鲫鱼肉中的泥腥味,再宰杀,去鳞、鳃及内脏,洗净,加水适量,与赤豆、陈皮一起煲汤,直至鱼骨头炖软为止。

[功效] 健脾、利水、祛湿。

[应用] 每日或隔日服用 1 次。适宜脾阳虚水肿。

4. 薏苡仁赤豆粥

[成分] 薏苡仁 30 克,赤豆 30 克,粳米 100 克。

[制法] 薏苡仁、赤豆、粳米洗净,入锅加水熬粥。

[功效] 健脾、利水、消肿。

[应用] 每日 1 小碗。适用于脾气虚水肿。

5. 健脾四味汤

[成分] 芡实、山药、莲子、薏苡仁各 30 克。

[制法] 将四味洗净,用水浸泡 1 小时,然后入锅加水煮烂。

[功效] 健脾补肾。

[应用] 每日 1 小碗,吃时可加冰糖调味。用于脾肾气虚、水气内停之面浮肢肿、大便溏薄。

6. 黄芪粥

[成分] 黄芪 30 克,粳米 50 克。

[制法] 先用黄芪煎水去渣取汁,用药汁煮米成粥,待粥煮至浓稠时,用油、盐、味精、葱花、生姜调味食用。

[功效] 健脾消肿作用。

[应用] 每日 1 小碗。适用于脾虚,水气内停之面肢水肿、神疲乏力。

7. 蚕豆煲猪肉

[成分] 蚕豆 250 克,瘦猪肉 150 克。

[制法] 加水适量共煮,用食盐少许调味。

[功效] 补气血、健脾、祛湿。

[应用] 每日分两次食用。适宜脾阳虚水肿者服用。

8. 二皮汤

[成分] 西瓜皮、冬瓜皮各 150 克。

[制法] 西瓜皮、冬瓜皮加水煮汤。

[功效] 利水消肿。

[应用] 喝汤。适用于更年期水肿。

9. 西瓜糖

[成分] 西瓜 2～3 个。

[制法] 取成熟的西瓜 2～3 个,用勺挖出果肉,并放入纱布中挤出汁,将西瓜汁倒入锅中,用文火煮 5～6 个小时,煮至 1 杯左右的分量,且汁水已变稠,呈糖浆状,放入干净容器中保存。

〔功效〕利水,并有消暑作用。

〔应用〕每日饮 3 次,1 次 1~2 匙。糖尿病者不宜。

10. 黄瓜炒鲜虾

〔成分〕鲜虾 150 克,新鲜黄瓜 1 根。

〔制法〕鲜虾剪去触须,洗净,黄瓜洗净,不去皮,用滚刀法切成块;锅内放油,烧至七成熟,将鲜虾与黄瓜一起下锅翻炒,加上黄酒、生抽,继续翻炒,至虾熟即可出锅。

〔功效〕利水开胃。

〔应用〕佐餐。用于更年期水肿。黄瓜皮中所含的异槲皮苷有较好的利尿作用,经翻炒可去寒性,鲜虾营养价值高,味道鲜美。

11. 煮土豆

〔成分〕土豆 500 克。

〔制法〕土豆洗净(不去皮),入锅中,加水煮熟。

〔功效〕健脾利水。土豆含有丰富的矿物质,且矿物质中的钾含量很高,钾不仅能帮助身体排出因食盐过多而滞留在体内的钠,还能促进身体排出多余水分。

〔应用〕佐餐或作点心。适用于更年期水肿。

友情提醒

　　导致水肿的原因是多方面的,中医认为与肺、脾、肾功能失调有关,而现代医学认为,大部分的水肿是由肾脏或心脏疾病所引起的,有时候肝病的腹水、蛋白质不足引起的营养失调、内分泌异常等也会造成水肿。因此出现水肿应弄清楚是什么情况下发生的,程度如何,按下去是否有凹陷,头面先肿还是下肢先肿,小便情况怎样,是否药物引起等。最好去医院做相关检查,以排除肾病、心脏病等严重的疾病。在确定无严重疾病的情况下,可以运用食疗的方法以消退水肿,若伴有一些心肾的疾病,食疗也有助于水肿的消退。另外,水肿者在饮食上要适当限制钠盐的摄入,减少摄取使身体易受寒冷的食物、冷饮或增加肠胃负担的食物,以防伤及脾阳,使体内的水分滞留下来。晚上要减少饮食,不应大量摄入水分。平日多吸收钙质也能帮助排出体内由盐分产生的多余水分,不妨多吃含丰富钙质的食物如苹果、粟米、扁豆和硬豆腐等。避免长时间站立、行走,下蹲或坐位而影响血液回流。

三十九、尿频

尿频为排尿次数增多,正常情况下,排尿白天 3～5 次,夜间 0～1 次。当然排尿次数会因天气、出汗以及喝水情况有所不同。但若有明显改变,那就是尿频。尿频有虚实寒热之别,尿液清长,夜间次数多者,为虚证、寒证,多是肾气、肾阳不足;小便黄赤短少,尿频尿急以白天为主的,属于热证、实证,多为膀胱湿热。食疗方也应在辨证的基础上运用。

1. 益智仁桑螵蛸炖猪脬

[成分] 糯米 250 克,桑螵蛸 30 克,益智仁 5 克,黑豆 30 克,猪脬 1 个,盐 5 克,味精 2 克。

[制法] 将猪脬洗净;糯米洗净装入猪脬内,用绳扎紧,用针扎些孔备用;黑豆、益智仁、桑螵蛸洗净备用;锅里放适量清水,投入猪脬、黑豆、桑螵蛸、益智仁,用文火炖至猪脬熟;放入适量食盐,少许味精稍煮片刻,调味去药。

[功效] 温肾助阳、固精缩尿。

[应用] 佐餐。适用于中老年尿频。

2. 鸡肠饼

[成分] 公鸡肠 250 克,小麦面粉 250 克。植物油 30 克,盐 2 克,大葱 10 克,姜 5 克,大蒜 5 克。

[制法] 将公鸡肠洗净,破开,放入锅内,加火焙干,然后粉碎成细粉。将面粉放入盆内,再将鸡肠粉倒入,混合均匀,加水适量,和成面粉团。将植物油、食盐、葱(切末)、生姜(切末)、大蒜(切末)放入面团内,做成饼,烙熟即成。

[功效] 补肾缩尿。

[应用] 佐餐。适用于中老年人尿频、多尿等症。

3. 金樱子炖猪脬

[成分] 金樱子 30 克,猪脬 1 个。

[制法] 猪脬洗净,金樱子去净外刺和内瓤,洗净后投入猪脬内,同入锅内焖炖。

[功效] 温肾助阳、固精缩尿。

[应用] 佐餐,食用时可加少许食盐。治小便频数,多尿小便不禁,适用于中老年尿频。

4. 煮麻雀

[成分]麻雀 600 克,葱白 25 克,黄酒 50 毫升,姜汁 5 毫升,酱油 15 毫升,盐 5 克,白砂糖 3 克,味精 2 克。

[制法]将麻雀宰杀,去毛及内脏;麻雀用姜汁、酱油腌 10 分钟后,放入六成热的油锅内翻炒;加入黄酒、盐、水和捶碎的葱白段,用小火焖煮 40～60 分钟;起锅前加少许糖、味精,将汤汁收浓后即可。

[功效]益肾缩尿。

[应用]佐餐。适用于小便频数等症。

5. 金樱子酒

[成分]金樱子 500 克,白酒 2 000 毫升,冰糖适量。

[制法]将金樱子置入干净的瓶子等容器中,然后加入白酒中浸泡。容器一定要密封,置阴凉干燥处贮存。

[功效]温肾助阳、固精缩尿。

[应用]一个月后可以饮用,每次 15～30 毫升。治肾虚小便频数、多尿、小便不禁。

6. 鸡肠螵蛸饮

[成分]鸡肠 300 克,桑螵蛸 15 克。

[制法]将鸡肠剪开,用食盐搓擦,洗净,焙干,研成细末,备用;桑螵蛸洗净,放在砂锅内,加入清水;先用武火煮沸,再用文火煎熬 40 分钟;滤取药液,投入鸡肠末,搅拌均匀。

[功效]补肾止遗、涩精缩尿。

[应用]当茶饮用。用治肾气虚弱、早泄、遗精、尿频、遗尿。

7. 红杞海参鹌鹑蛋

[成分]鹌鹑蛋 300 克,海参 500 克,枸杞子 15 克,盐 5 克,黄酒 30 毫升,胡椒粉 3 克,味精 1 克,酱油 15 克,猪油(炼制)100 克,花生油 75 克,姜 5 克,大葱 5 克,淀粉(豌豆)5 克。

[制法]枸杞子择洗干净待用;海参,用凉水浸泡涨后,将内壁膜抠干净,用普通汤焯两遍,冲洗干净,用刀尖在腹壁切成菱形花刀,注意不要切透;姜、葱洗净拍破,待用;鹌鹑蛋凉水时下锅,用文火煮熟,捞出放入凉水内,逐个剥壳放在碗内滚满干淀粉;另烧热炒锅,注入花生油烧沸,将鹌鹑蛋放入油锅中炸成金黄色,待用;炒锅烧热注入猪油 50 克,待油八成热时下葱

姜煸炒,随后倒入鸡汤,煮二三分钟,捞出葱、姜不用;再加入酱油、绍兴酒、胡椒面和海参,烧沸后撇去浮沫,移文火上煨 40 分钟,再加入鹌鹑蛋、枸杞子,再煨 10 分钟,取出海参摆入盘内(背朝上),鹌鹑蛋放在周围;汁内加入味精,用湿淀粉 10 克(淀粉 5 克加水)勾芡,再淋 50 克热猪油,最后把汁浇在海参和鹌鹑蛋上即成。

〔功效〕滋阴补肾、益精明目、营养健身。

〔应用〕佐餐。适用于肾虚之阳痿遗精、腰痛腿软、尿频耳鸣,肝肾精亏之头昏眼花、视力下降、记忆减退,以及身体虚弱或病后体虚等症。

8. 巴戟胡桃炖猪脬

〔成分〕猪脬 200 克,巴戟天 30 克,核桃 24 克,盐 3 克。

〔制法〕将巴戟、胡桃肉洗净,猪脬用粗盐擦洗净,用沸水烫过;将巴戟,胡桃肉放入猪脬内,置于炖盅内,加开水适量,炖盅加盖,文火隔开水炖 1 小时,调味即可。

〔功效〕补肾缩尿。

〔应用〕随量食用。适用于肾气不足者,症见小便频数、夜尿多、或排尿无力、腰膝酸冷等。

9. 雀儿药粥

〔成分〕粳米 60 克,麻雀 300 克,菟丝子 45 克,覆盆子(干)20 克,枸杞子 15 克,盐 2 克,大葱 5 克,姜 5 克。

〔制法〕把菟丝子、覆盆子、枸杞子一同放入砂锅内煎取药汁,去掉药渣;将麻雀去毛及肠杂,洗净,用酒炒;葱切段、姜切片;麻雀与粳米、药汁加水适量一并煮粥;将熟时,放入细盐、葱段、姜片,煮成稀粥。

〔功效〕壮阳气、补精血、益肝肾。

〔应用〕随量食用。用于肾气不足所致的阳痿、遗精、早泄、头晕眼花、视物不清、耳鸣耳聋、遗尿、女性带下等。发热及性机能亢进者忌服。

10. 八宝荔枝饭

〔成分〕糯米 200 克,糖 50 克,食用油、荔枝干、山茱萸、枸杞子、蜜枣、山楂糕、葡萄干、松子、豆沙适量。

〔制法〕将糯米浸泡 4 小时以上,沥干水分;蒸笼布浸湿挤去水,将糯米均匀铺在上面,隔水大火蒸 20 分钟左右;取出蒸熟的糯米饭,加入白糖拌匀。

荔枝干去壳取肉,山茱萸、枸杞子、松子、葡萄干冲洗一下,山楂糕切成丁,连同蜜枣、金桔饼一起放入抹上一点油的大瓷碗内,并按喜欢的样式排列好;铺上糯米饭,再铺豆沙,把剩余的糯米饭铺满碗内,压实;再次上蒸锅,大火蒸30分钟,取出饭碗,趁热倒扣在盘中。

〔功效〕补精血、益肝肾、止遗泄。

〔应用〕香糯酸甜,作点心食用。用于肝肾不足所致的腰膝酸软、耳鸣尿频、头晕眼花、视物不清者。

11. 淡菜猪瘦肉汤

〔成分〕猪瘦肉200克,淡菜50克,盐2克。

〔制法〕将淡菜、猪瘦肉煲汤,食用时加食盐调味即成。

〔功效〕补肾缩尿。

〔应用〕佐餐。适用于肾阴虚之失眠、多梦、心烦口渴、夜尿多等症状。

12. 淮山芡实猪肾汤

〔成分〕猪肾2只,芡实米80克,淮山药(干)40克,陈皮10克,盐5克。

〔制法〕选鲜猪肾对半剖开,去净白色筋膜腰臊,洗净;淮山药、芡实、陈皮分别用水浸透,洗净;将以上材料放入煲滚的水中;用中火煲3小时即可。

〔功效〕健脾补肾、补髓益精。

〔应用〕佐餐。适用于小便频密、夜尿多的人。

 友情提醒

食疗方应辨证运用。一般夜间尿频多阳虚,白天尿频多阴虚。必要时去医院检查是否有尿路感染。平时要注意不能憋尿。

四十、脱发

脱发是指头发脱落的现象。正常脱落的头发都是处于退行期及休止期的毛发,由于进入退行期与新进入生长期的毛发不断处于动态平衡,故能维持正常数量的头发,为正常的生理性脱发;若头发异常或过度的脱落,即为病理性脱发。导致脱发的原因很多,有营养不良、身体亏虚,导致精亏血虚的;有化学物理因素损伤毛囊的;有紧张焦虑、用脑过度,耗血过度的;有过食油腻,痰浊内阻,堵塞毛囊;有先天遗传因素,导致毛发脱落的。更年期容易出现肝肾不足,精血不足或血热生风的情况,因此常常会因为脱发而烦恼。根据辨证施食的原则,可以适当选用食疗方。

1. 三乌泥

[成分] 黑豆100克,乌枣20克,制首乌30克。

[制法] 制何首乌煎取浓汁。黑豆洗净,乌枣去核,两者均置于首乌汁中,用高压锅焖炖至黑豆烂熟,搅拌成泥。

[功效] 补养精血、生发乌发。

[应用] 作点心吃。用于更年期精血不足之头发早白,脱发或肾阴亏损之消渴、尿频、头晕目眩、腰膝酸痛等。

2. 首乌蛋

[成分] 制首乌50克,鸡蛋3个。

[制法] 将首乌、鸡蛋洗净后一同放入砂锅内,加清水适量,武火煮沸后,文火煲煮40分钟,捞起鸡蛋去壳,再放入锅内煲40分钟,食蛋。

[功效] 养血补肾、黑发悦颜。用于血虚体弱、须发早白、头晕眼花、未老先衰。

[应用] 食用,每天1只鸡蛋。用于肾虚头发早白。

3. 芝麻核桃仁粉

[成分] 芝麻500克,核桃仁250克。

[制法] 芝麻洗去杂质,晾干后小火炒香与核桃仁一起粉碎。

[功效] 补养精血、生发乌发。

[应用] 每日早、晚各吃1匙。用于肾虚脱发、头发早白。

4. 三子炖猪肾

[成分] 菟丝子20克,桑椹子30克,韭子10克,猪肾2个,生姜1片。

[制法] 菟丝子、桑椹子、韭子、生姜洗净并用白纱布包扎;猪肾切开,去白脂膜洗净,切厚片。将全部用料放入炖盅内,加开水适量,炖盅加盖,文火隔水炖3小时,调味即可。

[功效] 补益肝肾、黑发养颜。

[应用] 饮汤吃猪肾,每日1料。适用于肾虚脱发、头发早白。

5. 何首乌粥

[成分] 制首乌30克,红枣20克,粳米50克。

[制法] 将制首乌放入纱布包中入锅,加水500毫升,煎熬一小时后,滤出汁液。将洗净的粳米、红枣与何首乌汁液一起用慢火煮至粥稠

即可。

[功效]补肾益精、乌须黑发、降脂通便。

[应用]每次1小碗,作早餐或点心食用。适合于腰膝酸软、须发早白、血脂偏高,大便偏干者。

6. 芝麻酱

[成分]黑芝麻250克,花生100克。

[制法]黑芝麻、花生洗净后小火炒香,用研钵研成酱,加上盐调味即可。

[功效]补肾健脾,养血生发。

[应用]佐餐食用。用于脱发,须发早白,腰酸不适。

7. 首乌羊肉生发汤

[成分]制首乌50克,杜仲15克,粟米200克,核桃4个,羊肉300克,红枣(去核)4枚,生姜2片,食盐适量。

[制法]核桃去壳,取仁,保留红棕色核桃衣;羊肉洗净、切块;杜仲、制首乌用水煎2次取汁液;粟米、生姜片和红枣用清水洗净;砂锅内加入羊肉、粟米、红枣、生姜,杜仲、首乌汁液及适量清水,用中火煲3小时左右,加入食盐即可。

[功效]补肾益精、养颜润肤、生发乌发。

[应用]佐餐食用,每日1~3次。对气血不足引起的毛发脱落、小便频数、月经不调均有疗效。

8. 龙眼首乌羹

[成分]龙眼肉20颗,制首乌15克,当归6克,红枣6个,冰糖50克。

[制法]将制首乌、当归去净杂质,烘干研成粉末;红枣去核,洗净,切成细粒,龙眼肉剁细。净锅置中火上,掺入清水约700毫升,加入制首乌、当归粉末,煮几开之后,下龙眼肉、红枣、冰糖熬成约300克的羹汤即成。

[功效]补肝肾、益精血。

[应用]作点心食用。制首乌黑头发、悦颜色、久服益寿。当归补血活血;龙眼补精益髓,美颜色,润肌肤;红枣养脾气,平胃气,通九窍,助十二经,久服轻身延年。女性常吃可葆青春常在。

四十一、肥胖

不少更年期的朋友为自己身体日益横向发展而烦恼。为什么呢?因为肥胖不仅带来容颜的改变,还会增加糖尿病、心脏病等疾病的风险,与许多疾病的发生有关,所以适当地控制体重对身体健康有利。中医认为,肥胖之人"多气虚""多痰湿",除了锻炼,饮食上要尽量避免肥腻、油炸、高糖饮料、糕点等高热量食品外,食疗方面应考虑健脾益气、化痰除湿。

1. 白术参苓饮

[成分] 党参、白术、茯苓各15克。

[制法] 将党参、白术、茯苓洗净后,入砂锅加水煎汤。

[功效] 健脾除湿。

[应用] 代茶饮。用于脾胃虚弱、湿邪困阻之形体肥胖、大便溏薄、神疲乏力者。

2. 蒸茄子

[成分] 紫色嫩茄子2~3根。酱油、麻油适量。

[制法] 将茄子洗净、切段,排放在大碗中,置高压锅中旺火蒸透;待温出锅,用手撕成条状;淋上酱麻油即可。

[功效] 散瘀消肿、减肥瘦身。

[应用] 佐餐。茄子的营养价值很高而热量低,适用于更年期形体肥胖者。

3. 拌黄瓜

[成分] 金针菇150克,黄瓜1根,红彩椒1只,大蒜、生抽、醋、香油适量。

[制法] 黄瓜、红彩椒洗净切成丝,大蒜切末;金针菇切去根部有杂质的部分,撕开洗净。金针菇放入沸水中煮1~2分钟,捞出沥干晾凉,将金针菇与黄瓜丝、彩椒丝放入大碗中,调入蒜末、生抽、醋、香油,拌匀即可。

［功效］减肥瘦身。

［应用］佐餐。用于肥胖者的饮食。

4. 西葫芦炒虾皮

［成分］西葫芦1个、虾皮50克。

［制法］锅内热油,西葫芦、虾皮下锅翻炒,加盐调味即可。

［功效］清热利尿、减肥、抗癌。

［应用］佐餐。西葫芦具有清热利尿、除烦止渴、润肺止咳、消肿散结的功能,钙的含量极高。具有减肥、抗癌防癌的功效。肥胖者以及骨质疏松人士,经常食用对身体有利且有减肥作用。

5. 海蜇炒豆芽

［成分］海蜇200克,豆芽250克。葱、蒜、油、盐少许。

［制法］海蜇用清水泡洗,去除盐分,切丝,沥干水分;豆芽清水洗净;锅里放油,把蒜爆香,放入海蜇与豆芽一起翻炒,动作要快,注意翻炒时间不能长,因为海蜇加热会化,会越炒越少,最后放入葱段,加盐。

［功效］化痰瘦身。

［应用］佐餐。用于肥胖者的饮食。

6. 凉拌海蜇丝

［成分］海蜇丝200克,黄瓜150克,盐适量。

［制法］海蜇丝洗净,用清水漂去咸味,将黄瓜也切成丝备用;两者和在一起,加适量盐,用筷子搅拌均匀。

［功效］化痰瘦身。

［应用］佐餐。海蜇的营养极为丰富,其营养成分独特之处是脂肪含量极低,蛋白质和矿物质类等含量丰富,尤其含有人们饮食中所缺的碘,是一种高蛋白、低脂肪、低热量的营养食品。适用于肥胖者的饮食。

7. 拌海带丝

［成分］干海带两条,蒜泥、葱末、盐、糖、酱油、陈醋、香油、味精、芝麻等调味料适量。

［制法］干海带在高压锅中蒸4分钟,洗干净后水发涨开,取泡发好的柔软的海带切丝,在开水中焯一下,沥干水分,加蒜泥、葱末、盐、糖、酱油、陈醋、香油、味精、芝麻拌匀。另起油锅,下入切好的红椒,油热后迅速离火,把热油和辣椒浇入拌好的海带上。

［功效］化痰瘦身。

［应用］佐餐。海带富含碘、钙、磷、硒等多种人体必需的微量元素,其中钙含量是牛奶的 10 倍,含磷量比所有的蔬菜都高。能防止血栓和因血液黏稠度增高而引起的血压升高,同时又有降低脂蛋白、胆固醇,抑制动脉粥样硬化以及防癌抗癌作用。海带中含有丰富的纤维素,在人体肠道中好比是"清道夫",能够及时地清除肠道内废物和毒素。因此,可以有效地防止直肠癌和便秘的发生。适宜于肥胖者的饮食。

8. 冬瓜扁尖汤

［成分］冬瓜 200 克,扁尖 10 克。

［制法］冬瓜去皮、籽,洗净,切片。扁尖用水洗去盐,浸泡一下,切碎。一起下锅,加水炖至冬瓜熟烂,淋上麻油即可。

［功效］利尿去湿。

［应用］佐餐。适合肥胖者食用。

9. 紫菜虾皮汤

［成分］紫菜 5 克,虾皮 10 克,葱、盐、芝麻油等调味品少许。

［制法］沸水冲泡后,加调味料,淋上麻油。

［功效］补肾补钙,营养开胃。

［应用］佐餐。适合肥胖者食用。

🍒 友情提醒

减肥要科学,不能单靠饥饿疗法,否则会造成营养不良;也不要盲目地吃减肥药,否则容易导致心脏、肝、肾功能的损害。合理的饮食,维持三餐的定时、定量,晚餐吃少,以纤维质食物为主,不吃油炸、油腻、过甜、过咸的食物,不暴饮暴食,饭后半个小时不能坐,再加上多运动,选择快走、慢跑、跳绳等方式,并持之以恒,保持大便通畅,会达到减肥的目的。一定要循序渐进,切忌急于求成,否则会半途而废。

四十二、口腔溃疡

口腔溃疡是一种常见病。主要表现为一个或数个在口腔黏膜上散在的浅溃疡,伴疼痛。中医称此病为"口疳""口疮",多与"火"相关。更年期处于特殊的生理阶段,肾精亏虚,天癸衰竭,容易导致阴阳失调,"火"从内生,因此有些人口腔溃疡不断,甚至影响到进食与睡眠。合理选用药膳进行食疗,有助于口腔溃疡的愈合与预防。

1. 石膏竹叶粥

[成分]鲜竹叶 30 克或干品 15 克,石膏 45 克,粳米 50 克,砂糖适量。

[制法]先将生石膏用纱布袋包好,煎 20 分钟,再放入竹叶同煎 7～8 分钟,弃石膏及竹叶残渣,取汁加米煮至烂熟,加糖搅匀,放温凉后食用。

[功效]清泻心胃之火。

[应用]食粥,一日数次。适用于口腔溃疡疼痛明显、口臭、口渴喜冷饮、大便秘结、小便赤短、舌红苔黄、脉滑数,证属于心胃火旺者。

2. 橘叶薄荷菊花茶

[成分]橘叶 30 克,薄荷 5 克,菊花 10 克。

[制法]将橘叶洗净,切碎,与薄荷、菊花同入杯中,用温开水冲泡,放凉。

[功效]行气解郁、辛散止痛。

[应用]代茶饮。适用于因情志不舒而出现口腔溃疡,溃疡面一至数个,多发生于颊舌部,上附灰白色薄膜,周围红色,灼痛较甚,口苦口干、心烦易怒、抑郁不欢、胸胁乳房作胀、舌质暗红、脉弦,证属于肝郁化火者。

3. 竹草石麦饮

[成分]石斛 15 克,麦门冬 15 克,淡竹叶 10 克,生甘草 3 克。

[制法]将石斛、麦门冬、淡竹叶、生甘草洗净,用水煎煮 10 分钟,取汁,放凉。

[功效]养阴生津、清热解毒。

[应用]频频饮用。适用于口疮反复发作,缠绵难愈,开始发病有烧灼感,随即出现孤立的单个或多个针尖状小红点或小疱疹,溃破形成椭圆形中央凹陷的浅溃疡,表面覆有浅黄色假膜。周围红晕、疼痛、口干、便秘、舌红少苔、脉细数,证属于阴虚火旺者。

4. 荷叶佩兰蔻苡豆蔻饮

[成分]荷叶、薏苡仁各 30 克,佩兰 10 克,白豆蔻 3 克。

[制法]将荷叶、佩兰、白豆蔻、薏苡仁洗净,用水煎煮 20 分钟,取汁,放凉。

［功效］化湿解毒、升清降浊。

［应用］频频饮用。适用于口疮反复发作,上有灰白色薄膜,缠绵难愈、口气臭秽、口腻不爽、脘腹作胀、大便不畅、舌苔厚腻、脉象濡数,证属湿热蕴结者。

5. 黄芪山药莲子粥

［成分］黄芪 100 克,山药 100 克,粳米 100 克,莲子肉(去芯)100 克。

［制法］将上四味洗净,黄芪包煎弃渣取汁,加山药、莲子肉、粳米共煮成粥。

［功效］健脾益气、托毒外出。

［应用］早晚食用。用于口腔溃疡久久不愈,患者面色㿠白、肢体倦怠、纳少腹胀、舌淡苔白、脉沉、缓、弱者。常服此粥,也可提高机体免疫力、减少口疮的反复发作。

 友情提醒

　　口腔溃疡者,饮食上不宜食辣椒、葱、姜等辛温之品,也不宜食炙烤助热生燥之物,以免助火上炎,影响愈合,宜食清淡细软的食物。平时要多食蔬菜、水果,多饮水,以利小便,引热下行,保持二便通畅,注意作息规律,避免生气劳累。

四十三、血压偏高

　　更年期常会有血压波动及血压升高的现象,那么血压多少才算高呢?根据世界卫生组织(WHO)建议使用的血压标准是:正常成人血压标准为收缩压(高压)应≤140 mmHg,舒张压(低压)≤90 mmHg。如果成人收缩压≥160 mmHg,舒张压≥95 mmHg 即可判定为高血压;血压值在上述两者之间,即收缩压在 141～159 mmHg 之间,舒张压在 91～94 mmHg 之间,为临界高血压。诊断高血压病时,必须多次测量血压,至少有连续两次以上才能确诊为高血压病。一旦发现有血压偏高的现象,应该及时诊治,必要时在医生指导下用药。同时还应从一日三餐中加以调摄,要做到少盐低脂,少吃食糖,多吃果蔬。以下的食疗法供参考。

1. 芹菜汁

［成分］芹菜 200～250 克。

［制法］芹菜洗净后榨汁,饮用。

［功效］平肝降压。

［应用］适用于血压偏高者。

2. 荠菜豆腐羹

［成分］荠菜 100 克,内酯豆腐 1 盒,淀粉、调味料适量。

［制法］用上述食材做羹。

［功效］开胃平肝、凉血清热。

［应用］随量食用。适用于血压偏高者。

3. 芹菜干丝

［成分］豆腐干 100 克,芹菜 100 克,盐 3 克,白砂糖 3 克,芝麻油 10 毫升,味精 1 克。

［制法］芹菜洗净,投入沸水锅中焯至变绿,捞出沥干水分,切成 3 厘米长的段;豆腐干切丝洗净后放入沸水锅中煮片刻,捞出切成 3 厘米长的段。芹菜、豆腐干丝一起放入盆内,撒入精盐拌匀腌片刻,加入白糖、香油和味精,再拌匀装盘即可。

［功效］清热降压。

［应用］佐餐。适用于血压偏高者的食疗。

4. 海带决明汤

［成分］海带(鲜)30 克,决明子 15 克。

［制法］将海带洗净,浸泡 2 小时,连汤放入砂锅内,再加入决明子,煎 1 小时以上。

［功效］降压通便。

［应用］饮汤,吃海带。血压不太高者,每日 1 剂,病重者可每日 2 剂。

5. 枸杞菊花茶

［成分］枸杞子 30 克,白菊花 5 克。

［制法］开水冲泡,代茶饮。

［功效］养肝明目、清肝降压。

［应用］代茶饮。适用于血压偏高者。

6. 苦丁茶

［成分］苦丁茶 3 克。

［制法］开水冲泡。

[功效] 清肝降压。

[应用] 代茶饮。适用于血压偏高者。

7. 罗布麻茶

[成分] 罗布麻 3 克。

[制法] 开水冲泡。

[功效] 清肝降压。

[应用] 代茶饮。适用于血压偏高者。

🍒 友情提醒

高血压患者一定要注意饮食调摄，对盐分的摄入一定要有所控制。研究认为，中度咸盐(每日 3～5 克)能有效降压和降低高血压病的病死率，因此建议高血压病患者一日的摄入量不要超过 3 克。多吃富含钾的食物，如海带、紫菜、木耳、香蕉、马铃薯等。另外，要适当节制饮食，控制体重，尽量避免高胆固醇食物，食用油尽量用植物油脂，其中玉米油比较好。

保持乐观豁达的心态，可减轻心血管疾病有关的负面心理因素，要避免紧张，学会放松，减少恼怒，笑口常开。

四十四、血脂偏高

查血发现三酰甘油(甘油三酯)和胆固醇超出正常范围，表示身体中的痰浊较多。更年期由于代谢功能降低，常常会出现血脂偏高的现象。血脂偏高易造成动脉硬化，进一步导致冠心病、脑血管的发生，所以要加以防范。下面介绍几款食疗药膳方，供大家参考。

1. 玉米粉粥

[成分] 玉米粉 100 克，粳米 100 克。

[制法] 将粳米洗净，放入锅中，加清水 500～800 毫升，武火煮至米开花后，调入玉米粉，再用文火煮沸片刻即成。

[功效] 降低血胆固醇。

[应用] 每日 1～2 小碗，作早餐食用。适合于更年期血脂偏高者食用。

2. 首乌粥

[成分] 制首乌 30 克,粳米适量。

[制法] 制首乌加水煎煮,取汁弃渣;用何首乌汁加适量粳米熬粥;吃时加少许调味料。

[功效] 补肾、乌发、降脂。

[应用] 食粥。适用于血脂偏高者。

3. 山楂粥

[成分] 鲜山楂 60 克,粳米 100 克,砂糖适量。

[制法] 将山楂煎取浓汁,去渣,与洗净的粳米同煮,粥将熟时放入砂糖,稍煮一二分钟即可。

[功效] 降脂消食。

[应用] 可作点心热服,每日 1 次,10 天为 1 个疗程。此粥可适用于血脂偏高及食积停滞、肉积不消者。

4. 丹参首乌饮

[成分] 丹参 20 克,制首乌 30 克,冰糖少许。

[制法] 将丹参与首乌加水煎煮,去渣取汁,加入冰糖搅溶。

[功效] 降脂活血。

[应用] 每日 1 剂,分 2 次服食。适用于血脂偏高者。

5. 醋拌黄瓜

[成分] 黄瓜 1～2 根,香醋适量。

[制法] 黄瓜洗净后拍碎,加香醋拌匀,置冰箱冷藏约 20 分钟后取出食用,脆爽可口。

[功效] 清热祛腻。

[应用] 佐餐。适用于血脂偏高者。

6. 醋拌海带

[成分] 海带 30 克,香醋适量。

[制法] 发泡后洗净,加醋浸泡,隔日佐餐服用。

[功效] 软坚散结、化痰降浊。

[应用] 佐餐。适用于血脂偏高者。

7. 菊花决明子茶

[成分] 杭白菊 5 朵,炒决明子 10 克,乌龙茶少许,冰糖适量。

[制法] 沸水冲泡。

[功效] 健脾胃、助消化、降血脂。

[应用] 饮服。适用于高脂血症、高血压病、冠心病者。

8. 泽泻膏

[成分] 泽泻 500 克,蜂蜜 250 克。

[制法] 将泽泻洗净,加适量水煎熬,去渣,加炼蜜收膏。

[功效] 降脂去浊。

[应用] 每日服 2 次,每次服 2 匙,常服。适用于高脂血症、高血压病者。

9. 黑豆汤

[成分] 黑豆 30 克,冰糖适量。

[制法] 将淘洗后的黑豆下锅,加水 500 毫升,先大火煮沸,再改小火煮至烂熟,加少量冰糖调味即成。

[功效] 补肾降脂。

[应用] 可早、晚作主食食用。适用于高脂血症、高脂血症合并动脉粥样硬化者。腹胀者每日只服 1 次。

10. 食醋浸香菇

[成分] 香菇 250 克,食醋一瓶。

[制法] 将香菇去除根柄,用清水清洗后晒一日。将香菇放入广口瓶,倒入食醋,放进冰箱冷藏,一个月后即可食用。

[功效] 降低体内胆固醇的含量,改善高血压和动脉硬化症状,预防卒中。

[应用] 佐餐。适用于高脂血症者。

11. 冬瓜虾皮海带汤

[成分] 冬瓜 200 克,虾皮 25 克,海带 50 克。

[制法] 将冬瓜洗净去瓤籽,连皮切成块;将海带先蒸半小时,用苏打粉少许搓后放入清水中泡 2 小时,捞起切成丝;将冬瓜块、虾皮和海带煮成汤,起锅后加米醋少许。吃冬瓜、海带、虾皮,喝汤。

[功效] 降脂减肥。

[应用] 佐餐。适用于高甘油三酯血症或合并肥胖者。

12. 葛参山楂汤

[成分] 葛根、丹参、山楂各 15 克,蜂蜜适量。

[制法] 将前三味共入锅内,加水适量煎煮,去渣取汁,将蜂蜜调入药汁中,搅匀即成。

[功效] 益气降脂、健脾消食。

[应用] 每日 1 剂,连服 30 日。适用于高脂血症者。

13. 四味饮

[成分] 山楂 60 克,荷叶 30 克,薏苡仁 50 克,决明子 30 克。

[制法] 将上药洗净,加适量水煎取汁,去渣即可。

[功效] 健脾利湿、降脂消食。

[应用] 每日 1 剂,分 2 次服食。适用于高脂血症者。

14. 木耳豆腐

[成分] 黑木耳 6 克,豆腐 200 克,生姜粒 5 克,葱花 5 克,精盐 1.5 克。

[制法] 将黑木耳泡发去杂质;锅中放花生油 15 克,烧热后下姜、葱花炒香,再下黑木耳炒匀,放豆腐块,加盐,大火煮 5 分钟即成。

[功效] 降脂减肥。

[应用] 佐餐食用。用于高甘油三酯血症者。

15. 糖醋大蒜

[成分] 大蒜 250 克,老陈醋 500 毫升,白糖适量。

[制法] 将大蒜泡入糖醋液中,一周后可以食用。

[功效] 降脂解毒。

[应用] 每天早晨空腹吃糖醋大蒜 3～4 瓣,并连带喝一些糖醋汁,连吃 10～15 天。适用于高脂血症者。

 友情提醒

要适当节制饮食,控制体重,低脂低盐饮食,尽量避免食用高胆固醇食物。保持情绪乐观。持之以恒地锻炼身体。

四十五、血糖偏高

更年期由于代谢水平的降低,容易出现血糖升高,除了进一步检测血糖外,"管住嘴"以控制糖的摄入也是很重要的方面。一些药膳可能有所帮助。

1. 清炒苦瓜片

[成分] 苦瓜一根。油、盐适量。

[制法] 苦瓜洗净去籽,投入沸水锅中焯至变绿,捞出沥干水分,切成片。然后常法炒菜。

[功效] 清热降糖。

[应用] 佐餐。适用于血糖偏高者。

2. 蒸南瓜

[成分] 南瓜1个。

[制法] 南瓜切开后,去瓤,洗净,切块,蒸熟。

[功效] 辅助降糖。

[应用] 取适量食用以代主食。有利于血糖偏高者的饮食控制。

3. 玉米须饮

[成分] 玉米须30克。

[制法] 煎水取汁。

[功效] 降糖利湿。

[应用] 代茶饮。适用于血糖偏高者。

4. 黄芪枸杞汤

[成分] 黄芪30克,枸杞子30克。

[制法] 煎水取汁。

[功效] 益气养肝、降糖。

[应用] 代茶饮。适用于血糖偏高者的饮食调养。

5. 素炒笋瓜丁

[成分] 冬瓜100克,西瓜皮100克,莴笋100克,白果20枚,红彩椒一个,盐、味精、鸡汤、香菜叶、花生油、水淀粉适量。

[制法] 冬瓜去皮切丁,西瓜皮去外皮和红瓤切丁,莴笋去皮切丁,红彩椒去籽切丁,再将锅中放入花生油少许,油热放入原料,加少许鸡汤,炒至原料熟后调味,放入彩椒丁,再用水淀粉收汁装盘,以香菜装饰即可。

[功效] 清热、利尿,调节血脂、血糖。

[应用] 佐餐。适用于血糖、血脂偏高者的饮食调养。

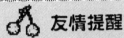 **友情提醒**

　　更年期出现血糖偏高，不一定就是糖尿病，不必紧张恐慌，应该去医院请医生进一步检查。人体要维持进出口平衡，血糖偏高说明糖的代谢有了问题，为什么会出现这种情况？有可能是脏腑功能下降，也有可能是饮食的问题。因此血糖偏高者要调整饮食结构，适当地限主食、限热量，不吃甜食，不喝酒，不吃油炸食品，为增加饱腹感，吃正餐前可先喝少油菜汤，多吃纤维素丰富的食物、杂粮。运动可以促进代谢，所以血糖偏高者，应增加运动，如多走路，少乘车。

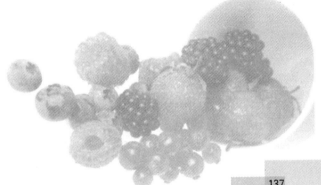

第四章

更年期综合征常用谷肉蔬果药食

一、蔬菜类

（一）莲藕

1. 莲藕的性味　生藕味甘,性寒凉,无毒。熟藕味甘,性温,亦无毒。

2. 莲藕的营养价值　含有丰富的淀粉、糖、植物蛋白质、黏液蛋白、膳食纤维、天门冬素、维生素C以及氧化酶成分,还含有钙、磷、铁,胡萝卜素、硫胺素、核黄素、烟酸、抗坏血酸等微量元素。

3. 莲藕的药用价值　具有清热除烦、养血安神的功效。藕节有止血作用;莲心有清心火、强心降压的功效;莲子有健脾止泻、养心安神、益肾固精的功效。

4. 莲藕与其他药食的配伍　宜与银耳、枸杞、板栗等食物配伍。

5. 常用养生验方

（1）莲藕栗子羹

［成分］莲藕750克,栗子20个,葡萄干1/3杯(可有可无)。

［制法］将莲藕表面洗净,皮用刀背刮去薄膜,切0.5厘米厚的片状,藕节须切除。栗子去壳、去膜后备用;将莲藕、栗子与水入煲,放到炉火上加热至沸,改中火煲40分钟;加入葡萄干,再煲5分钟,加入调料即可(喜甜食者可放糖,或者加入盐来调味)。

［功效］补益气血,增强人体免疫力。

［应用］适用于更年期贫血、抵抗力弱者。

（2）莲藕生菜包

［成分］莲藕100克、彩椒100克、洋地瓜150克、熟薏仁30克、枸杞子少许、生菜叶6片;姜末1小匙、葱花1大匙、盐2小匙、白胡椒粉少许。

［制法］将莲藕、彩椒、洋地瓜切丁备用;水煮滚,放入莲藕丁烫1分钟,冲凉、沥干;锅中入油1大匙,放入姜末、葱花爆香,再放入莲藕丁、彩椒丁、洋地瓜丁、熟薏仁、枸杞拌炒后,加调味料拌匀,即可盛盘;生菜叶浸泡冰水,5分钟取出,包着炒好的食材一同食用。

［功效］清热生津、除烦。

［应用］适用于更年期出现口干舌燥、心情烦躁、易怒等症状者。

（二）番茄

1. 番茄的性味　味甘酸,性微寒。

2. 番茄的营养价值　含糖类、蛋白质、脂肪、苹果酸、柠檬酸、胡萝卜素、维生素 B₁、维生素 B₂、维生素 C、叶酸、钙、磷、锌、铁、硼、锰、铜、碘、腺嘌呤、葫芦巴碱、胆碱、番茄碱、烟酸等。

3. 番茄的药用价值　具有生津止渴、清热除烦、健脾消食的功效。主要用于胃热口苦、发热烦渴、食欲不振、高血压病、眼底出血、中暑等。番茄中所含有的番茄素，除有助消化和利尿作用外，并对一些细菌和真菌有抑制作用。番茄富含维生素、矿物质，还可用于美容，防治佝偻病、夜盲症、干眼病等。

4. 番茄与其他药食的配伍　常与鸡蛋、肉类搭配营养最佳，忌与黄瓜及含肝素、双香豆素等抗凝血药物同食。

5. 常用养生验方

(1) 番茄猪肝羹

[成分] 番茄 100 克，猪肝 100 克，粳米 100 克，生姜 3 片。

[制法] 先将猪肝洗净切片，用盐、酱油、生粉、米酒搅匀；番茄洗净，切开；生姜洗净，去皮，切丝；粳米洗净放入锅内，加适量清水，文火煲 20 分钟，放入番茄，生姜，煮 10 分钟，再放入猪肝，煮沸几分钟至猪肝刚熟，调味佐膳。

[功效] 补益气血。

[应用] 适用于更年期体弱血虚、营养不良而引起眩晕症状的患者。

(2) 番茄天麻汁

[成分] 番茄 100 克，天麻 10 克。

[制法] 取鲜番茄 100 克，洗净绞汁；天麻 10 克，水煎取浓汁，二汁兑匀温服。

[功效] 滋阴清热、除烦。

[应用] 适用于更年期高血压引起的眩晕、烦躁等症状。每次 30 毫升，一日 2 次。15 日为 1 疗程。

（三）油菜

1. 油菜的性味　味辛，性凉。

2. 油菜的营养价值　富含膳食植物纤维、蛋白质、脂肪、糖类、大量胡萝卜素、维生素 C、维生素 A、维生素 B₁、维生素 B₂、烟酸、钙、磷、铁等。

3. 油菜的药用价值　茎、叶可以消肿解毒，治痈肿丹毒、血痢、劳伤吐血；种子可行滞活血，治产后心、腹诸疾及恶露不下，蛔虫肠梗阻。

4. 油菜与其他药食的配伍　宜与肉类，尤其鱼类、豆腐、白菜、萝卜、芹菜等搭配。不宜与黄瓜、胡萝卜同食,否则其所含成分可能破坏油菜中的维生素。

5. 常用养生验方

(1) 香菇油菜

[成分] 油菜(青菜)500克,香菇10朵,高汤半碗,水淀粉、盐、糖、味精各适量。

[制法] 青菜洗净切段,香菇浸软去蒂一切为二;炒锅入油先放入香菇炒香,再放入青菜、盐、糖、味精,加入高汤加盖焖2分钟,淋水淀粉勾芡装盘。

[功效] 降脂、抗衰、补血、通便。

[应用] 适用于更年期高血脂、便秘等患者。

(2) 清炒油菜

[成分] 油菜500克,植物油、精盐各适量。

[制法] 油菜洗净切成3厘米长段;锅烧热,下菜油,旺火烧至七成热时,下油菜旺火煸炒,酌加精盐,菜熟后起锅装盘。

[功效] 活血化瘀、降低血脂。

[应用] 适宜于更年期高血压、高血脂等患者。

(3) 油菜炒虾仁

[成分] 对虾肉50克,油菜250克,姜、葱、酱油、料酒、淀粉适量。

[制法] 将虾肉洗净切成薄片,虾片用酱油、料酒、淀粉拌好;油菜梗叶分开,洗净后切成3厘米长段;锅中加入食油,烧热后先下虾片煸几下盛出,再把油锅熬热加盐,先煸炒油菜梗,再煸油菜叶,至半熟时倒入虾片,并加入佐料姜、葱等,用旺火快炒几下即可起锅装盘。

[功效] 强壮身体,提高机体抗病能力。

[应用] 更年期体弱者可常食。

(四) 菠菜

1. 菠菜的性味　味甘,性凉。

2. 菠菜的营养价值　富含维生素A、维生素C、维生素E、维生素B_1、维生素B_2、维生素B_6、维生素K、胡萝卜素、叶酸、泛酸、烟酸等生物素,钙、磷、钾、钠、镁、铁、锌、铜、硒等矿物质元素。

3. 菠菜的药用价值　具有补血止血、利五脏、通肠胃、调中气、活血脉、止渴润肠、敛阴润燥、滋阴平肝的功效。菠菜还具有促进生长发育、增强抗病能力、保障营养、增进健康、清洁皮肤、抗衰老等功能。

4. 菠菜与其他药食的配伍　食用菠菜时,应尽可能地多搭配一些碱性食品,如海带、蔬菜、水果等,以促使草酸钙溶解排出,防止结石。

5. 常用养生验方

麻酱菠菜

[成分] 菠菜、芝麻、芝麻酱、葱姜蒜末、盐、香油、醋适量。

[制法] 菠菜洗净,焯水,放入凉水中拔一下,放入碗中;将芝麻酱、葱姜蒜末、盐、香油、醋、凉白开水拌匀,浇在菠菜上,洒上芝麻即可。

[功效] 养血润燥、抗衰老。

[应用] 适用于更年期贫血、记忆力减退等。

（五）芹菜

1. 芹菜的性味　味甘,性凉。

2. 芹菜的营养价值　含有丰富的蛋白质、钙、磷、铁,其中蛋白质含量比一般瓜果蔬菜高1倍,铁含量为番茄的20倍左右,芹菜中还含丰富的胡萝卜素和多种维生素等。芹菜叶茎中含有挥发性的甘露醇,别具芳香,能增强食欲,还具有保健作用。

3. 芹菜的药用价值　具有散热、祛风利湿、健胃利血气、清肠利便、润肺止咳、降低血压、健脑镇静的功效,对高血压、血管硬化、神经衰弱、头痛脑胀、小儿软骨症等都有辅助治疗作用。

4. 芹菜与其他药食的配伍　芹菜与番茄、牛肉、羊肉、核桃、豆腐等相宜搭配同食,对高血压、高血脂患者尤为适宜。不宜与虾、蟹、鳖、黄瓜、南瓜、菊花等搭配同食。

5. 常用养生验方

芹菜糯米粥

[成分] 连根芹菜150克,糯米250克。

[制法] 连根芹菜和糯米煮稀粥,每天早晚食用。

[功效] 降血压、利气血、除烦热、清肠利便。

[应用] 适用于更年期冠心病、高血压、神经衰弱等出现的头晕头痛、心烦易怒、失眠、大便干燥等症状。

（六）茄子

1. 茄子的性味　性凉,味甘。

2. 茄子的营养价值　含有蛋白质、脂肪、糖类、多种维生素以及钙、磷、铁等多种营养成分。特别是维生素 P 的含量很高,每 100 克茄子中即含维生素 P 750 毫克。

3. 茄子的药用价值　具有清热凉血、散瘀解毒、消肿止痛、祛风通络等功能。茄子中富含维生素 P,能使血管壁保持弹性和生理功能,保护心血管,抗坏血酸。经常吃茄子,有助于防治高血压、冠心病、动脉硬化、出血性紫癜、坏血病及促进伤口愈合的功效。还可以预防脑卒中,视网膜出血以及便血、热毒疮痈、皮肤疮疡等病症。

4. 茄子与其他药食的配伍　宜与黄豆、苦瓜、肉类同食。

5. 常用养生验方

(1) 炒茄子

[成分] 茄子 250 克,植物油适量。

[制法] 先将茄子洗净,切成小块,置锅火上,加油烧至七成热,倒入茄子块不断煸炒至熟,再加少许精盐即可。

[功效] 清热解毒。

[应用] 适用于更年期便干、痔疮出血患者食用。

(2) 虾仁茄罐

[成分] 茄子 750 克,虾仁 50 克,瘦肉 150 克,鸡蛋 2 枚,冬菇、净笋各 25 克,葱、姜末各适量。

[制法] 先将茄子削成 1 厘米厚的圆片,每片挖成像眼花刀;猪肉切成 4 厘米长丝;笋、冬菇切成丝;用开水把冬笋、冬菇丝烫一下,控干待用;炒锅将油烧温,先把虾仁炒一下,捞出,再下茄片炸至金黄色捞出;鸡蛋炒成碎块备用;将肉丝、面酱放入炒锅,加葱、姜炒熟,锅内入虾仁、鸡蛋、冬菇丝、笋丝,烹入料酒、酱油,加味精和少许汤拌匀,装盆中作馅。用碗将底铺一片茄子,贴靠碗边围上茄片,把馅装入碗内,上面盖上茄子片,上蒸笼蒸熟,蒸熟后的原汤倒勺内,将茄子罐合入平盘,锅坐火上勾芡,加花椒油,最后把汁浇在茄子罐上即成。

[功效] 健脾宁心、降压止血。

[应用] 适用于更年期动脉硬化、高血压的患者。

(七) 丝瓜

1. 丝瓜的性味　味甘,性寒凉。

2. 丝瓜的营养价值　含蛋白质、维生素、矿物质及皂甙、植物黏液、木糖胶等物质。丝瓜中含有氨基酸、糖类、皂甙、维生素 C、B 族维生素、糖类及各种微量元素等。

3. 丝瓜的药用价值　具有清暑利肠、祛风化痰、凉血解毒、利尿祛湿、通经活络、行气化瘀等功效。丝瓜老后入药,有清热化痰、凉血解毒之功效,用以治疗热病烦渴、咳嗽痰喘、便血尿血、崩漏带下、疮疡肿毒等病症。丝瓜花有清热解毒功效,可用于治疗肺热咳嗽、咽痛、鼻炎、疖疮、痔疮等病症。丝瓜根能消炎防腐,熬水洗患处,有去腐生肌之功。丝瓜藤有通筋活络、祛痰镇咳之功效。丝瓜叶能清热解毒、化痰止咳;外用可止血、消炎。新鲜丝瓜叶可治顽癣,干燥后可作皮肤创伤的止血药。黑丝瓜子仁有驱蛔虫的作用。

4. 丝瓜与其他药食的配伍　宜与鸡蛋、虾米等搭配同食,营养最佳。

5. 常用养生验方

（1）番茄丝瓜汤

［成分］丝瓜 1 根,番茄 2 个,香葱适量。

［制法］先将番茄洗净,切成薄片,丝瓜去皮洗净切片;锅中放入熟猪油烧至六成热,加入鲜汤 500 毫升烧开,放入丝瓜片、番茄片,待熟时,加胡椒粉、细盐、味精、葱花调匀起锅。

［功效］清解热毒、消除烦热。

［应用］适用于更年期出现烦躁、烘热等症状的患者长期食用。

（2）鸡汤丝瓜烩竹荪

［成分］丝瓜 500 克,干竹荪 50 克,鸡架 1 只,盐适量,糖适量,姜、胡椒粉少许,淀粉、油、芝麻油适量。

［制法］将鸡架洗净,放入砂锅内,放入姜片,加适量水煮开,小火慢煮30～60分钟,待用;将干竹荪用水泡开,切成 4 厘米长的段,丝瓜去皮,洗净切成 4 厘米的长条备用;将煮好的鸡架汤与竹荪同煮入味,将竹荪捞出待用;炒锅内放入适量油烧热,倒入丝瓜翻炒,再加鸡架汤,适量盐,少许胡椒粉及适量糖,将丝瓜煮熟,再放入煮好的竹荪同煮两分钟,最后勾芡,淋入芝麻油拌匀即可。

［功效］美容滋补。

［应用］适用于更年期女性面色黄暗、乏力倦怠者长期食用。

（八）竹笋

1. 竹笋的性味　味甘,性微寒。

2. 竹笋的营养价值　含有丰富的蛋白质、氨基酸(含人体必需的赖氨酸、色氨酸、苏氨酸、苯丙氨酸以及在蛋白质代谢过程中占有重要地位的谷氨酸和有维持蛋白质构型作用的胱氨酸）、脂肪、糖类、钙、磷、铁、胡萝卜素、维生素 B_1、维生素 B_2、维生素 C。

3. **竹笋的药用价值**　具有清热化痰、益气和胃、治消渴、利水道、利膈爽胃等功效。竹笋还具有低脂肪、低糖、多纤维的特点，食用竹笋不仅能促进肠道蠕动、帮助消化、去积食、防便秘并有预防大肠癌的功效。竹笋含脂肪、淀粉很少，属天然低脂、低热量食品，是肥胖者减肥的佳品，可预防高血压。

4. **竹笋与其他药食的配伍**　与肉同炒，味道特别鲜美。

5. **常用养生验方**

（1）鲍鱼竹笋汤

［成分］鲍鱼 50 克，竹笋 15 克，豌豆苗 50 克，料酒、精盐、味精、胡椒粉、高汤各适量。

［制法］将竹笋放盆内，用温水泡软，轻轻搓洗几次，洗净泥沙，切成长条，放入沸水锅内稍烫，捞入凉水中，鲍鱼切成薄片，豆苗洗净；在锅内放入高汤，烧开，将竹笋和鲍肉片分别入沸锅中烫一下，捞入汤盅中；撇去汤中浮沫，加入精盐、味精、料酒、胡椒。

［功效］滋阴润燥、平肝滋阳、补气益肾。

［应用］适合于更年期高血压、高胆固醇患者食用。

（2）海米炝竹笋

［成分］竹笋 400 克，海米 25 克，料酒、盐、味精、植物油各适量。

［制法］竹笋洗净，切成条，焯去涩味，捞出过凉水；将油入锅烧至四成热，投入竹笋稍炸，捞出淋干；锅内留少量底油，把竹笋、高汤、盐略烧，入味后出锅；再将炒锅放油，烧至五成热，下海米烹入料酒，加高汤、味精少许，将竹笋倒入锅中翻炒均匀，装盘即可。

［功效］清热消痰、祛风褪毒。

［应用］适用于更年期烦热者食用。

（3）竹笋煲鸭肉

［成分］鸭肉、竹笋、盐、味精、葱、姜等适量。

［制法］将鸭肉洗净切成合适大小的块状，在开水中煮 3 分钟备用；竹笋切片；锅置火上，放入鸭块，加适量水（过鸭肉），水开后打去浮沫，加入葱、姜等调味品；鸭肉将熟时加入笋片、适量盐炖至鸭肉软烂，加少许味精

即可。

[功效]清热补虚、敛阴除烦。

[应用]适用于更年期出现烦热、自汗等症状的患者食用。

（九）苋菜

1. 苋菜的性味　味甘,性凉。

2. 苋菜的营养价值　富含蛋白质、脂肪、糖类,含有钙、磷、铁等微量元素,含丰富的维生素 A 原(胡萝卜素)、维生素 B_1、维生素 B_2、维生素 C、烟酸等。所含维生素 A 原(胡萝卜素)和烟酸均比茄果类蔬菜高 2 倍以上,钙的含量比菠菜高 3 倍,且又不含不易被人体吸收的草酸,含钾量超过苹果。

3. 苋菜的药用价值　具有清热解毒、止血利尿之功效。对于湿热所致的赤白痢疾及肝火上炎所致的目赤目痛、咽喉红肿等,均有一定的辅助治疗作用。苋菜中富含蛋白质、脂肪、糖类及多种维生素和矿物质,其所含的蛋白质比牛奶更能充分被人体吸收,所含胡萝卜素比茄果类高 2 倍以上,可为人体提供丰富的营养物质,有利于强身健体,提高机体的免疫力,有"长寿菜"之称。苋菜中铁的含量是菠菜的 1 倍,钙的含量则是 3 倍,为鲜蔬菜中的佼佼者。苋菜中不含草酸,所含钙、铁进入人体后很容易被吸收利用。因此,苋菜还能促进小儿的生长发育,对骨折的愈合具有一定的食疗价值。

4. 苋菜与其他药食的配伍　苋菜与猪肝、鸡蛋搭配同食,可供给人体极其全面的营养素,有助于增强人体免疫功能。

5. 常用养生验方

（1）冰糖绿豆苋菜粥

[成分]苋菜、绿豆、粳米、冰糖适量。

[制法]绿豆、粳米淘洗干净;绿豆在冷水中浸泡 3 小时;粳米浸泡半小时,捞起,沥干水分;苋菜洗净,切 5 厘米长的段;锅中加入适量冷水,将绿豆、粳米依次放入,置旺火上烧沸;改用小火熬煮 40 分钟,加入苋菜段、冰糖,再继续煮 10 分钟,即可盛起食用。

[功效]清热除烦、滋阴润燥;能够增强体质,提高机体免疫力。

[应用]适用于更年期体质弱者食用。

（2）苋菜豆腐汤

[成分]苋菜 400 克,水发海米 20 克,豆腐 250 克,蒜 10 克。

[制法]苋菜洗净,放入沸水中焯一下,捞出沥干;水发海米切末;豆腐

切成小块,蒜捣成泥;炒锅放火上,加入食油,油热后下蒜泥,煸出香味后下海米和豆腐块,用少许盐焖 1 分钟,再加水和适量盐,将汤烧开,下苋菜一滚即离火装碗,调味精即可。

[功效]清热解毒、生津润燥。

[应用]适用于更年期肝胆火旺、口干咽燥者食用。

（十）莴苣

1. 莴苣的性味　莴苣又称莴笋。味苦甘,性凉。

2. 莴苣的营养价值　含有蛋白质、脂肪、糖类、灰分,多种维生素如维生素 A、维生素 B_1、维生素 B_2、维生素 C,还含有钙、磷、铁、钾、镁、硅等微量元素和食物纤维。

3. 莴苣的药用价值　具有利五脏、通经脉、开胸膈的功效。治小便不利、尿血、乳汁不通。对于高血压病、心脏病等患者,具有利尿、降低血压、预防心律紊乱的作用。莴苣还有增进食欲、刺激消化液分泌、促进胃肠蠕动等功能,近年的研究发现,莴苣中含有一种芳香烃羟化脂,能够分解食物中的致癌物质亚硝胺,防止癌细胞的形成,对于消化系统疾病的肝癌、胃癌等,有一定的预防作用,也可缓解癌症患者放疗或化疗的反应。

4. 莴苣与其他药食的配伍　莴笋与温补肾阳的小虾米相配,不仅具有丰富的营养成分,而且具有补肾阳、通经脉的功效。适合于治疗腰膝酸痛、乳汁不通、小便不通、尿血等病症。莴笋与滋阴润燥、补中益气的猪肉相配,不仅风味甚佳,而且也可为人体提供丰富的营养成分,还适合于治疗阴虚咳嗽、吐血、体虚瘦弱、乏力、消渴、小便不利、尿血等病症。

5. 常用养生验方

（1）炒莴苣

[成分]莴苣 500 克,精盐、酱油、葱花、花生油各适量。

[制法]将莴苣削去皮,洗净,切成长薄片,下沸水锅中炸一下,捞出,捞去水分;锅内放花生油烧热,放葱花煸香,放入莴苣煸炒,加酱油、精盐炒至莴苣入味即可出锅装盘。

[功效]具有减缓人体衰老、防止皮肤色素沉着的作用,从而延缓老年斑的出现,促进末端血管的血液循环,使皮肤滋润健康,尤其是对面部皮肤润滑,起到良好的效果。

[应用]适用于更年期面色黑暗、有色素斑点者。

（2）莴苣炒肉

［成分］猪肉200克，莴笋1根去皮，生姜，大蒜少量，辣椒3～4个。

［制法］辣椒切块，姜、蒜切片；将莴笋切菱形片，翻过来再切一遍；将肉的肥瘦两部分分开，瘦肉切片，肥肉也切薄片。先将锅里放入底油烧热，关小火放入肥肉炼油；等肥肉变成半透明后，开大火放入姜片、蒜片爆香，之后再把瘦肉放入翻炒；待瘦肉变色即可放入莴笋片和辣椒，翻炒1分钟左右，加入1小匙精盐，翻匀，再撒入少量料酒、酱油（老抽）翻炒3分钟，出锅前可加入鸡精调味，再淋点麻油。

［功效］滋阴润燥、清热解毒。

［应用］适用于更年期阴虚火旺、口燥咽干者食用。

（十一）香菇

1. **香菇的性味**　味甘，性平、凉。

2. **香菇的营养价值**　含有蛋白质、氨基酸、脂肪、粗纤维、维生素 B_1、维生素 B_2、维生素 C、烟酸、钙、磷、铁等成分。其中蛋白质含量在菌类食物中是最高的。氨基酸中有组氨酸、谷氨酸、丙氨酸等18种氨基酸，其中人体必需氨基酸就有7种。香菇中还含有香菇素、胆碱、亚油酸、香菇多糖及30多种酶。这些营养成分对脑功能的正常发挥有重要的促进作用。

3. **香菇的药用价值**　具有补肝肾、健脾胃、益气血、益智安神、美容颜之功效，还可化痰理气、益胃和中、解毒、抗肿瘤、托痘疹。主治食欲不振、身体虚弱、小便失禁、大便秘结、形体肥胖、肿瘤疮疡等病症。现代研究显示，香菇能够提高机体免疫功能、延缓衰老、防癌抗癌。香菇中含有嘌呤、胆碱、酪氨酸、氧化酶以及某些核酸物质，能起到降血压、降胆固醇、降血脂的作用，又可预防动脉硬化、肝硬化等疾病。香菇还对糖尿病、肺结核、传染性肝炎、神经炎等起治疗作用，又可用于消化不良、便秘等。

4. **香菇与其他药食的配伍**　香菇加菜花，利肠胃，壮筋骨。香菇加豆腐，利于营养吸收。香菇与冬瓜同煮，年老体弱、久病气虚者食用，有益身体健康。

5. **常用养生验方**

（1）香菇酿豆腐

［成分］豆腐300克，香菇3个，淀粉、酱油、白糖、香油适量。

［制法］将豆腐切成四方小块，中间挖空；将洗净泡软的香菇剁碎，榨菜剁碎，加入调味料及淀粉拌匀即为馅料；将馅料酿入豆腐中心，摆在碟上蒸

熟,淋上酱油、麻油即可食用。

[功效] 健脾益胃。

[应用] 适用于更年期脾胃虚弱引起的食欲不振、体虚等病症。

(2) 香菇鸡汤

[成分] 香菇 30 克,土鸡腿 300 克,红枣 10 克,生姜 1 小块,料酒 1 大匙,精盐 1 小匙,味精少许。

[制法] 土鸡腿洗净剁小块,氽烫后捞出;香菇泡软、去蒂,红枣泡软,生姜洗净拍松;把所有材料放入砂锅,倒入料酒,再加适量清水,烧开后用小火炖 1 个小时;最后放精盐、味精调味,拌匀后即可。

[功效] 补益气血。

[应用] 适用于更年期贫血、抵抗力低下者。

(十二) 蘑菇

1. **蘑菇的性味** 味甘,性凉。

2. **蘑菇的营养价值** 含有高蛋白质、低脂肪、纤维素、维生素 A、维生素 C、维生素 E、胡萝卜素、硫胺素、核黄素、烟酸、胆固醇、镁、钙、铁、锌、铜、锰、钾、磷、钠、硒等。

3. **蘑菇的药用价值** 具有益神开胃、化痰理气、补脾益气之功效。主治精神不振、食欲减退、痰核凝聚、上呕下泻、尿浊不禁等病症。现代研究,蘑菇的有效成分可增强 T 淋巴细胞功能,能提高机体抵御各种疾病的免疫力;蘑菇中含有人体难以消化的粗纤维、半粗纤维和木质素,可保持肠内水分平衡,还可吸收余下的胆固醇、糖分,将其排出体外,能预防便秘、肠癌、动脉硬化、糖尿病等疾病;蘑菇含有酪氨酸酶,对降低血压有明显效果。另外还具有镇痛、镇静,止咳化痰等作用。

4. **蘑菇与其他药食的配伍** 猪肉与蘑菇搭配食用,具有补脾益气、润燥化痰及较强的滋补功效。冬瓜与蘑菇搭配,具有利小便、降血压的功效。蘑菇与扁豆搭配,具有健肤、长寿之效。

5. **常用养生验方**

(1) 蘑菇肉片

[成分] 蘑菇、肉片各适量。

[制法] 肉片洗干净,用酱油,盐,料酒,少许淀粉腌制 10 分钟;蘑菇洗干净,切片;锅中底油,油热加姜丝爆香一下,倒入肉片煸炒发白,然后加点料酒和酱油继续翻炒下;倒入切好蘑菇片加盐翻炒下,然后盖锅盖焖 2 分钟

加点葱花即可。

［功效］健脾益气、提高免疫力。

［应用］适用于更年期免疫力低下、高血压、糖尿病患者食用。

（十三）花菜

1. **花菜的性味** 味甘,性凉。

2. **花菜的营养价值** 含有蛋白质、脂肪、磷、铁、胡萝卜素、维生素 B_1、维生素 B_2 和维生素 C、维生素 A 等营养成分,尤以维生素 C 丰富,每 100 克花菜含维生素 C 88 毫克,仅次于辣椒。

3. **花菜的药用价值** 具有补肾填精、健脑壮骨、补脾和胃的功效。主治久病体虚、肢体痿软、耳鸣健忘、脾胃虚弱、小儿发育迟缓等病症。花菜含有抗氧化防癌症的微量元素,长期食用可以减少乳腺癌、直肠癌及胃癌等癌症的发病概率;花菜是含有类黄酮最多的食物之一,类黄酮除了可以防止感染,还是最好的血管清理剂,能够阻止胆固醇氧化,防止血小板凝结成块,因而可减少心脏病与卒中的危险;花菜的维生素 C 含量极高,不但有利于人的生长发育,更重要的是能提高人体免疫功能,促进肝脏解毒,增强人的体质,增加抗病能力,提高人体机体免疫功能。另外,花菜中还含有二硫酚硫酮,可以降低形成黑色素的酶的活性而阻止皮肤色斑的形成,经常食用花菜对肌肤有很好的美白效果。

4. **花菜与其他药食的配伍** 香菇与花菜搭配食用能利肠胃、开胸膈、壮筋骨,并有较强的降血脂的作用;花菜搭配蛋、肉类等铁含量高的食物一起吃,能提高身体吸收铁质的作用;另外,用植物油炒花菜,人体会更容易吸收花菜中的维生素 A、维生素 E 等营养物质。

5. **常用养生验方**

（1）花菜煲

［成分］绿花菜 250 克,白木耳 50 克,菊花少量,冰糖少许。

［制法］绿花菜,掰小块洗净;白木耳先泡,加菊花少量,冰糖少许,微火煲约半小时,拣出菊花,放凉后即可食用。

［功效］益气滋阴、清热润燥。

［应用］适用于更年期口苦、咽干舌燥、不思饮食、头痛目赤或放疗引起的气阴两虚等病症。

（十四）土豆

1. **土豆的性味** 土豆学名马铃薯。味甘,性平,无毒。

2. 土豆的营养价值 含有淀粉、蛋白质、脂肪、糖类,人体必需的21种氨基酸、维生素 B_1、维生素 B_2、维生素 B_6、维生素 C、胡萝卜素、优质纤维素,还含有钙、磷、铁、钾、钠、碘、镁、钼等微量元素。

3. 土豆的药用价值 具有健脾和胃、益气调中、缓急止痛、通利大便的功效。对脾胃虚弱、消化不良、肠胃不和、脘腹作痛、大便不畅的患者效果显著。现代研究证明,土豆对调解消化不良有特效,是胃病和心脏病患者的良药及优质保健品。土豆淀粉在人体内吸收速度慢,是糖尿病患者的理想食疗蔬菜;土豆中含有大量的优质纤维素,在肠道内可以供给肠道微生物大量营养,促进肠道微生物生长发育;同时还可以促进肠道蠕动,保持肠道水分,有预防便秘和防治癌症等作用;土豆中钾的含量极高,每周吃五六个土豆,可使患卒中的概率下降40%,对调解消化不良又有特效;它还有防治神经性脱发的作用,用新鲜土豆片反复涂擦脱发的部位,对促进头发再生有显著的效果。

4. 土豆与其他药食的配伍 牛肉搭配土豆,牛肉营养价值高,并有健脾胃的作用,但牛肉粗糙,有时会影响胃黏膜。土豆与牛肉同煮,不但味道好,而且土豆含有丰富的叶酸,起着保护胃黏膜的作用。

5. 常用养生验方

(1) 蜂蜜土豆膏

[成分] 鲜马铃薯1 000克,蜂蜜适量。

[制法] 将鲜马铃薯洗净,用搅肉机捣烂,用洁净纱布包之挤汁;放入锅内先以大火煮沸,再以文火煎熬;当浓缩至黏稠状时,加入一倍量的蜂蜜一同搅拌,再以文火煎至成膏状,冷却后待用。

[功效] 健脾和胃。

[应用] 空腹日2次服用,适用于更年期有胃病的患者,特别对胃和十二指肠溃疡效果较佳。

二、水果类

(一) 香蕉

1. 香蕉的性味 味甘,性寒。

2. 香蕉的营养价值 香蕉果肉中含糖类、淀粉、蛋白质、多种氨基酸、脂肪、糖;含有多种微量元素如镁、钾、磷、钙等元素,维生素如维生素 A、维生素 C、核黄素等;还含有果胶、苹果酸、草酸、柠檬酸及膳食纤维。

3. 香蕉的药用价值　具有清热解毒、润肠通便、润肺止咳、填精髓、解酒毒的功效。能够起到降低血压、减肥等作用。常食香蕉还有益于大脑，预防神经衰弱。

4. 香蕉与其他药食的配伍　香蕉与生菜、黄瓜之类的水果搭配食用可减少热量，起到减肥的效果。

5. 常用养生验方

（1）香蕉粥

［成分］新鲜香蕉250克，冰糖、粳米各100克。

［制法］先将香蕉去皮，切成丁状；粳米淘洗干净，以清水浸泡120分钟后捞出沥干；将锅放火上，倒入1 000毫升清水，加入粳米，用旺火煮沸，再加入香蕉丁、冰糖，改用小火熬30分钟即成。

［功效］养胃止渴、滑肠通便、润肺止咳。

［应用］适用于津伤烦渴、肠燥便秘、痔疮出血、咳嗽日久及习惯性便秘、高血压、动脉硬化等患者食用。

（2）香蕉煎饼

［成分］面粉、水、发酵粉、冰糖、香蕉适量。

［制法］把适量面粉、水、发酵粉、冰糖、香蕉泥搅成面糊，放置15分钟，平底锅抹少许油烧热，摊入面糊，煎至两面熟透即可。

［功效］养胃益气、安神补脑。

［应用］适用于更年期出现头晕目眩、失眠健忘等病症。

（3）香蕉西瓜汁

［成分］香蕉、西瓜适量。

［制法］香蕉、西瓜去皮、切小块，放入果汁机中，加入适量水和柠檬汁搅拌成汁即可。

［功效］润肺清热、止渴通便。

［应用］适用于更年期出现燥热烦渴、大便秘结等病症。

（二）橙子

1. 橙子的性味　味甘、酸，性凉。

2. 橙子的营养价值　富含蛋白质、脂肪、膳食纤维、糖类、胡萝卜素、维生素C、硫胺素（维生素B$_1$）、核黄素（维生素B$_2$）、烟酸、抗坏血酸、维生素E、钾、钠、钙、镁、铁、锰、锌、铜、磷、硒等营养成分。

3. 橙子的药用价值　具有生津止渴、开胃下气通便的功效。正常人饭后食橙子或饮橙汁,有解油腻、消积食、止渴、醒酒的作用。橙皮性味甘苦而温,止咳化痰功效胜过陈皮。

4. 橙子与其他药食的配伍　橙子与黑豆搭配食用可起到美容美白的效果。黑豆中含有多种营养成分,但其中的植酸会妨碍身体对其他矿物质元素锌和铁的吸收。为了帮助身体更好地吸收这些矿物质元素,可以在饮食中将豆类与富含维生素 C 的橙子搭配在一起,因为维生素 C 可以削弱植酸的作用。

5. 常用养生验方

(1) 橙子面膜

[成分]新鲜橙子 1 个,面粉适量。

[制法]取新鲜橙子 1 个,榨汁,取适量的面粉,调和成糊状,敷脸备用。

[功效]美白除斑。

[应用]每天 1 次,每次 15～20 分钟敷面,可以祛除更年期面部色素,治疗黄褐斑。值得注意的是白天不可敷脸,因橙子有感光性,白天敷面会使脸感光变黑,亦不可直接切片敷脸,因酸性会刺激皮肤,浓度高会蚀伤皮肤,敏感肌肤尤其需要注意。

(2) 橙瓤盐蜜煎

[成分]橙子 2 个,盐、蜂蜜适量。

[制法]橙子 2 个,取瓤囊撕碎,加适量盐、蜂蜜煎熟食。

[功效]健胃和中、生津液。

[应用]适用于更年期胃气不和引起的呕恶少食或津少口干的病症。

(三) 苹果

1. 苹果的性味　味酸、甘,性平。

2. 苹果的营养价值　含有蛋白质、脂肪、果糖、葡萄糖、蔗糖、维生素 C、维生素 A、维生素 E、维生素 B_1、维生素 B_2、胡萝卜素等;含有磷、钙、锌、铁、钾等微量元素及苹果酸、柠檬酸等。

3. 苹果的药用价值　具有生津开胃、解暑除烦、补脑助血、宁心安神、润肺养心、清痰止咳、退热解毒、健脾益气、润肠通便等功效。停经女性如果每天能够摄取 3 克硼,那么她们的钙质流失率就可以减少 46%,绝经期女性多吃苹果,有利于钙的吸收和利用,防治骨质疏松。现代研究证明,苹果中含有大量的纤维素和果胶,具有促进肠道蠕动的作用,能使肠道内胆固醇含量减少,防止血清胆固醇增高。吃苹果可以减少血液中胆固醇含量,增加胆汁分泌和胆汁酸功能,可避免胆固醇沉淀在胆汁中形成胆结石。因而,常吃苹果对习惯性便秘、高血压病、高脂血症有很好的疗效。另外,苹果的香气是治疗情志抑郁的良药。

4. 苹果与其他药食的配伍　苹果宜与浆果搭配,因苹果含有高水平的槲皮素,这是一种强抗氧化剂,当苹果和蓝莓、葡萄或巴西莓等浆果搭配食用的时候,槲皮素会与这些浆果中的儿茶素相结合在体内起反应,防止血小板聚集,预防心脏病发作和卒中。二者搭配食用,会比单独食用这两种食物中的任何一种吸收到更多的、更重要的抗氧化剂。苹果亦可与瘦肉搭配,起到健脾益气的作用。

5. 常用养生验方

(1) 苹果玉竹瘦肉煲

[成分] 苹果 2 个,玉竹 15 克,蜜枣 2 个,猪瘦肉 300 克,生姜 3 片。

[制法] 苹果洗净,去皮、去核芯、切块;玉竹稍浸泡;蜜枣洗净,去核;猪瘦肉洗净、切块,与生姜一起放进瓦煲内,加入清水 2500 毫升,武火煲沸后,改文火煲约 2 小时,调入适量食盐便可。

[功效] 生津润肺、清泄燥邪。

[应用] 适用于更年期阴虚燥热。

(2) 苹果炖鱼

[成分] 苹果 1 个,草鱼 100 克或鲫鱼 1 条,瘦肉 150 克,红枣 10 克,葱姜少许。

[制法] 烧锅下油,放入姜片、鱼块,用小火煎至两面稍黄后取出,再加入瘦肉片和红枣翻炒;注入冷水,用大火炖,待炖汤稍白,加入苹果瓣,用小火炖 20 分钟即可;最后放盐、料酒和胡椒粉调味。

[功效] 补心养气、补肾益肝。

[应用] 对更年期体虚或睡眠不足等引起的黑眼圈有明显改善作用。

(3) 蜜汁百合酿苹果

[成分] 苹果 2 个,百合 100 克,山楂糕 25 克,青豆少许,蜂蜜 50 毫升。

[制法] 用小刀在苹果上部横切开做盖,挖去核,并挖空下截果肉为盅,果肉备用;百合洗干净,取下花瓣;山楂糕切丁。将果肉、百合、山楂糕丁、青豆酿入果盅内,淋入蜂蜜,盖上果盖,蒸约 15 分钟,取出放碟中,略微晾凉再吃。

[功效] 润肺养心、宁心安神。

〔应用〕适用于更年期出现抑郁病症的患者食用。

（4）苹果煲瘦肉汤

〔成分〕瘦肉200克，苹果2个，清水1 000毫升。

〔制法〕瘦肉洗净；苹果洗净，一开四，留皮去心；将苹果、瘦肉、水放入煲内，煮滚后改用中火煲1小时即可。

〔功效〕健脾益气、润肠通便。

〔应用〕适用于更年期出现的习惯性便秘、高脂血症等。

（四）梨

1. 梨的性味　味甘、微酸，性凉。

2. 梨的营养价值　含蛋白质、脂肪、糖类、钙、磷、铁、维生素 A 原（胡萝卜素）、维生素 B_1、维生素 B_2、维生素 C、烟酸等营养成分。

3. 梨的药用价值　具有生津止渴、宽胸除烦、滋阴降火、泻热化痰、润肺止咳的功效。适用于热病伤津烦渴、消渴病、热咳、痰热惊狂、噎膈、失音、目赤肿痛等病症。梨皮具有清心润肺，降火生津，滋肾补阴的功效。梨根、叶、花可以润肺，消痰清热解毒。多吃梨可预防感冒，改善呼吸系统和肺的功能。

4. 梨与其他药食的配伍　梨宜与蜂蜜搭配食用，具有清肺润燥的作用。

5. 常用养生验方

（1）梨汁杏仁豆腐

〔成分〕洋菜粉1茶匙（或洋菜约10克），牛奶半杯，杏仁粉2大匙，糖3大匙，水梨1个，果糖或蜂蜜少许。

〔制法〕洋菜粉放入锅中，加入4杯水煮溶，再加入糖使其化开；加入牛奶、杏仁粉调匀，稍凉后倒入模型冷却，即成杏仁豆腐。水梨削皮、去核，磨成泥状；将杏仁豆腐切成丁状（或任何你喜欢的形状）置入小碗中，淋上水梨果泥与果糖（或蜂蜜）即可食用。

〔功效〕生津润燥、清热除烦。

〔应用〕适用于更年期出现烦躁不安等症状者。

（2）火龙银耳雪梨

〔成分〕火龙果、银耳、木耳、雪梨、冰糖、煮熟的青豆、枸杞各适量。

〔制法〕银耳、木耳用开水泡开，摘洗干净；火龙果取果肉、果壳待用，火龙果肉和雪梨切成均匀的块。将切好的火龙果、雪梨块同银耳、木耳、冰糖一起加满水用文火熬制1小时。将炖好的汤盛入火龙果壳中,撒上青豆、枸杞即可。

[功效] 清热化痰、润肺。

[应用] 适用于更年期出现咳嗽、咳痰色黄等病症者。

(3) 雪梨炖燕窝

[成分] 燕窝120克,雪梨3个,冰糖适量。

[制法] 将燕窝用清水浸泡,洗净,捡去羽毛、杂质;将雪梨去皮,取梨肉并切小块;把全部原料放入炖盅内,加开水适量,炖盅加盖,文火隔水炖3小时,调味食用。

[功效] 滋阴润燥、益气补中。

[应用] 适用于更年期阴虚燥热、干咳、咯血、口燥咽干、潮热或津枯气弱之噎嗝、气喘等病症者。

(五) 西瓜

1. 西瓜的性味　味甘,性寒。

2. 西瓜的营养价值　含有维生素A、维生素B、维生素C、蛋白质、葡萄糖、蔗糖、果糖、苹果酸、谷氨酸、瓜氨酸、精氨酸、磷酸及钙、铁、磷和粗纤维等营养成分。

3. 西瓜的药用价值　具有清热消烦、止渴解暑、宽中下气、疗喉痹、利小便、治血痢、解酒毒的功效。适用于胸膈满闷不舒,小便不利,口舌生疮,暑热中暑等病症。可以解暑气及酒毒。

4. 西瓜与其他药食的配伍　西瓜可与大蒜同食,营养更加丰富,具有利水的功效。西瓜亦可与冰糖搭配食用,具有清热凉血的功效。

5. 常用养生验方

(1) 西瓜蒜汁

[成分] 西瓜1 000克,大蒜50克。

[制法] 把西瓜剖一个三角形的洞放进去大蒜,把剖去的瓜盖盖好,盛入大碗中,蒸10分钟即可。

[功效] 清热利尿、行滞降压。

[应用] 热饮,吃蒜瓣、瓜瓤。适用于更年期高血压病或浮肿等病症者。

(2) 西瓜绿豆粥

[成分] 粳米120克,绿豆100克,西瓜瓤150克。

[制法] 把绿豆用清水泡4小时;西瓜瓤切成丁;粳米淘净,与绿豆同入

锅,加水,旺火烧沸后用小火熬成粥,拌入西瓜瓤,煮沸即可。

〔功效〕清热利尿、消暑止渴、祛淤降压。

〔应用〕每天早、晚分食。对暑热症、动脉硬化症、高血压病、便秘、牙龈炎、口腔炎、咽喉炎、高脂血症有疗效。

（3）赤豆西瓜皮汤

〔成分〕赤豆50克,西瓜皮50克,白茅根50克。

〔制法〕赤豆淘净;西瓜皮、白茅根切碎;将赤豆、西瓜皮、白茅根放入水锅中,用旺火煮沸,再用小火煮2小时。

〔功效〕祛淤降脂、健脾利湿。

〔应用〕饮汤,用量自愿。对单纯性肥胖症、高血压病、慢性前列腺炎、高血脂症有疗效。

（六）柑橘

1. 柑橘的性味　味甘、微苦,性温。

2. 柑橘的营养价值　含有核黄素、烟酸、维生素C、蛋白质、脂肪、糖、粗纤维、矿物质、钙、磷、铁、镁、硫、钠、氯和硅等元素。其中胡萝卜素(维生素A原)含量仅次于杏,比其他水果都高。

3. 柑橘的药用价值　具有顺气止咳、健胃化痰、消肿止痛、疏肝理气等功效,用来治疗坏血病、夜盲症、皮肤角化、呕吐、胸闷胁痛、肋间神经痛、疝气、乳汁不通、睾丸肿痛等病症。橘皮入药以陈者为佳,故又名陈皮。其气芳香,其味微苦性辛温。其功能理气健脾,燥湿化痰,并能解鱼、蟹毒。橘络即橘瓣上的白色筋膜,其性味甘苦,能通络理气化痰,主治咳嗽、胸胁作痛等。橘核味苦性温,能理气散结止痛,是治小肠疝气、睾丸肿痛的要药,亦用于乳痈、膀胱气痛的治疗。橘叶味苦性平,能疏肝解郁,行气散结,消肿化痰,适用于治疗肝气郁结、胸胁疼痛、乳腺肿痛、肺痈、疝气等病症。

4. 柑橘与其他药食的配伍　可与豆类物质搭配,有利于矿物质元素的吸收和利用。

5. 常用养生验方

（1）橘子凉拌蔬菜

〔成分〕橘子50克,圆白菜20克,绿豆芽20克,裙带菜(干)10克。

〔制法〕将橘子去皮,留橘瓣待用;将圆白菜切成细丝,绿豆芽去根须,裙带菜切碎,全部材料都用热水烫过,以滤网沥干水分;将橘瓣、圆白菜、绿豆芽、裙带菜放入料理盆中,搅拌均匀,再以芝麻油和酱油调味。

［功效］健益脾胃、增强食欲。

［应用］适用于更年期脾胃虚弱、食欲不振、饮食量少等病症。

（2）香甜橘子酒

［成分］橘子1 000克，砂糖100克，白葡萄酒1 800毫升。

［制法］挑选一些新鲜、外表完好的橘子作为材料，将果皮刷洗干净、擦干；橘子横切成四等分，放入容器中，加入砂糖及白葡萄酒后密封，小心不要沾到油污，放置于阴凉处；两个月后，取出橘子切片，将酒汁挤出至容器后，将多余的橘子渣丢弃即可。

［功效］疏肝理气、通络解郁。

［应用］适用于更年期出现情志抑郁、胸胁胀闷不舒或疼痛等病症。

（七）枇杷

1. 枇杷的性味　味甘、酸，性凉。

2. 枇杷的营养价值　富含糖类、蛋白质、脂肪、纤维素、果胶、胡萝卜素、鞣质、苹果酸、柠檬酸、钾、磷、铁、钙以及维生素A、维生素B、维生素C等营养成分。

3. 枇杷的药用价值　具有润肺止咳、止渴、和胃的功效。治疗肺热咳喘、吐逆、烦渴。枇杷果有清肺生津止渴的功效；枇杷核和叶能够祛痰止咳，和胃降逆；枇杷果及叶还有抑制流感病毒作用，可以预防感冒。枇杷含有多种营养素，能够有效地补充机体营养成分，提高机体抗病能力，发挥强身健体的作用。

4. 枇杷与其他药食的配伍　枇杷宜与冰糖、银耳等同食，可增强其清肺润肺的功能。

5. 常用养生验方

（1）枇杷叶粥

［成分］枇杷叶15克（鲜品60克），粳米100克，冰糖少许。

［制法］先将枇杷叶用布包入煎，取浓汁去渣，或将新鲜枇杷叶刷尽叶背面的绒毛，切细后煎汁去渣，入粳米煮粥；粥成后入冰糖少许，佐膳服用。

［功效］清热润肺、止咳化痰。

［应用］适用于肺热咳嗽、咳痰色黄等病症。

（2）枇杷薏苡仁粥

［成分］鲜枇杷果（去皮）60克，薏苡仁600克，鲜枇杷叶10克。

［制法］将枇杷果洗净，去核，切成小块；枇杷叶洗净，切成碎片。先将枇杷叶放入锅中，加清水适量，煮沸15分钟后，捞去叶渣，加入薏苡仁煮粥，待薏苡仁烂熟时，加入枇杷果块，拌匀煮熟即成粥。

［功效］清肺散热。

［应用］适用于肺热粉刺等病症。

（3）枇杷膏

［成分］枇杷肉 500 克,冰糖 600 克。

［制法］将冰糖入沸水中煮熬至化,加入枇杷肉继续煮至浓稠的膏状即成。

［功效］健脾、利水、化痰。

［应用］适用于更年期形体变胖、面浮肢肿等病症。

（八）红枣

1. 红枣的性味　红枣又名大枣。味甘,性温。

2. 红枣的营养价值　富含蛋白质、脂肪、糖类、胡萝卜素、B 族维生素、维生素 C、维生素 P、叶酸、泛酸、烟酸以及磷、钙、铁、钾、钠、铜、镁、锌、硒等营养成分,其中维生素 C 的含量在果品含量最高。

3. 红枣的药用价值　具有补中益气、养血安神、缓和药性的功效。红枣能提高人体免疫力,并可抑制癌细胞。鲜枣中丰富的维生素 C,使体内多余的胆固醇转变为胆汁酸,胆固醇减少,抑制胆结石形成。红枣中富含钙和铁,它们对防治中老年人更年期骨质疏松,生长发育期青少年和女性产后贫血有重要作用。红枣所含的芦丁,是一种软化血管、降低血压的物质,对高血压病有防治功效。红枣还可以抗过敏、除腥臭怪味、宁心安神、益智健脑、增强食欲。

4. 红枣与其他药食的配伍　红枣与党参、白术配伍共用,能补中益气、健脾胃,达到增加食欲、止泻的功效。红枣和生姜、半夏同用,可治疗饮食不慎所引起的胃胀、胃痛、呕吐等症状。

5. 常用养生验方

（1）黑木耳红枣粥

［成分］黑木耳 30 克,红枣 20 枚,粳米 100 克,冰糖 150 克。

［制法］木耳水发后撕成小块,红枣沸水泡后去核切丁,加糖渍 20 分钟,木耳与粳米熬成粥,调入枣丁,加上冰糖,再煮 20 分钟即可。

［功效］补益气血、滋阴养胃。

［应用］经常佐餐食用。适用于更年期体虚无力、贫血、白带增多及高血压眼底出血等病症。

（2）甘麦饮

［成分］小麦 30 克,红枣 10 枚,甘草 10 克。

［制法］将小麦、红枣、甘草共同放入砂锅内,加适量的水,煎汁服用。

［功效］养血安神、舒肝解郁。

［应用］每日早、晚各服1次。适用于更年期女性绝经前后情绪抑郁、心神不宁、哭泣不安等病症。

（九）花生

1. 花生的性味　花生又名落花生、长生果等。味甘,性平。

2. 花生的营养价值　花生的脂肪含量高,花生含油脂为45%～55%,是优质食用油原料,其所含有不饱和脂肪酸近一半。花生中含有多种蛋白质,氨基酸的组成也十分多样。花生是维生素B族、维生素E族的优良来源。

3. 花生的药用价值　具有健脾和胃、润肺化痰、滋阴调气的功效。对于营养不良及咳嗽等症状有一定疗效。花生有止血作用,还能增强记忆力、抗老化,滋润皮肤。花生中的不饱和脂肪酸有降低胆固醇的作用,有助于防治动脉硬化、高血压病和冠心病。花生的泛酸、烟酸可以增加血糖含量,改善血液循环。

4. 花生与其他药食的配伍　将花生红衣一起与红枣配合食用,既可补虚,又能止血。可与鸡蛋、牛奶、肉类等搭配,提高营养价值。

5. 常用养生验方

(1) 花生赤豆鲫鱼汤

［成分］花生仁200克,赤豆120克,鲫鱼1条。

［制法］将花生仁、赤豆分别洗净,沥去水分;鲫鱼1条剖腹去鳞及肚肠;将花生仁、赤豆及洗净的鲫鱼同放一大碗中;加入料酒、精盐少许,用大火隔水炖,待沸后,改用小火炖至花生仁烂熟即可。

［功效］健脾和胃、利水消肿。

［应用］适用于更年期营养不良所致的体虚水肿、小便不利等慢性病症。

(2) 红枣花生衣汤

［成分］红枣50克,花生仁100克,红糖适量。

［制法］红枣洗净,用温水浸泡,去核;花生仁略煮一下,冷后剥衣;将红枣和花生衣放在锅内,加入煮过花生仁的水,再加适量的清水,用旺火煮沸后,改为小火煮半小时左右;捞出花生衣,加红糖溶化,收汁即可。

［功效］强体益气、补血止血。

［应用］适用于更年期气血两虚所致的食少、短气乏力及各种出血病症。

（3）花生粳米粥

［成分］花生50克,粳米100克,冰糖适量。

［制法］将花生与粳米洗净加水同煮,沸后改用文火,待粥将成,放入冰糖稍煮即可。

［功效］健脾开胃、养血通乳。

［应用］适用于更年期脾虚食欲不振、贫血体衰等病症。经常食用有补益的作用。

（十）葵花籽

1. 葵花籽的性味　味甘,性平。

2. 葵花籽的营养价值　含有丰富的植物油脂、胡萝卜素、麻油酸等,并含有蛋白质、糖类、多种维生素及锌、铁、钾、镁等微量元素。葵花籽含脂肪可达50%左右,其中主要为不饱和脂肪酸,而且不含胆固醇。

3. 葵花籽的药用价值　具有补虚损、降血脂、抗癌之功效。葵花籽的亚油酸可达70%,有助于降低人体血液胆固醇水平,有益于保护心血管功能。葵花籽的维生素E含量特别丰富,每日吃一把葵花籽,就能满足人体一日所需的维生素E。葵花籽所含的蛋白质可与各种肉类媲美,特别是含有制造精液不可缺少的精氨酸,可以安定情绪、防止细胞衰老。葵花籽还有防止贫血,治疗失眠,增强记忆力,保护血管弹性的作用,对癌症、动脉粥样硬化、高血压病、冠心病、卒中、神经衰弱等有一定预防功效。常食葵花籽有一定的补脑健脑的作用。实践证明,喜食葵花籽的人,不仅皮肤红润细嫩,而且脑子好用、记忆力强、言谈有条不紊、思维敏捷、反应较快。

4. 葵花籽与其他药食的配伍　熟的葵花籽因其具有温热性质,食用时应与凉性食物搭配。每次摄入量为60克~80克,效果最佳。

5. 常用养生验方

（1）拌葵花籽菜胆

［成分］油菜心、熟酥葵花籽仁、红椒粒、精盐、鸡精、白糖、葱油、麻油各适量。

［制法］菜心洗净,锅内放入清水煮沸,加入油、盐,然后将油菜心汆至断生,红椒粒也汆至断生,倒入凉开水中晾凉,沥干水分;将油菜心切成细

粒,放入干净盆中;将红椒粒、酥葵花籽仁放入菜心盆中,放入精盐、鸡精、白糖、葱油、麻油拌匀,然后放入金字塔模具中,扣入盘中即可。

[功效]降脂降压,防治动脉硬化。

[应用]适用于更年期高血脂、高血压等病症者。

(十一) 核桃

1. **核桃的性味** 味甘,性温。

2. **核桃的营养价值** 核桃营养丰富,含有丰富的蛋白质、脂肪、钙、磷、铁等,还含有多种维生素如硫胺素、核黄素、丰富的维生素 B、维生素 E 及烟酸。核桃富含脂肪,脂肪中含的亚油酸多,营养价值较高。

3. **核桃的药用价值** 中医认为核桃是滋补肝肾、强身健骨之要药。核桃仁具有补气养血、润燥化痰、温肺润肠、散肿消毒等功效。经常食用核桃不但不会升高胆固醇,还能减少肠道对胆固醇的吸收,所以很适合高血脂、高血压和冠心病患者食用。核桃中的脂肪酸主要是亚油酸,是人体的必需脂肪酸,人体理想的肌肤美容剂。核桃中含有丰富的维生素 B 族和维生素 E,可防止细胞老化,有健脑、增强记忆力及延缓衰老的功效。核桃果仁内含丰富的不饱和脂肪酸、蛋白质、维生素等成分,可营养大脑,促进细胞的生长,延缓脑细胞的衰弱进程,提高思维能力。近年来科学研究还证明,核桃树枝对肿瘤有改善的作用。

4. **核桃与其他药食的配伍** 核桃可单独服用。每次生吃 1～2 个核桃,每日 2 次,可增强记忆,消除疲劳。也可与山楂搭配食用,山楂酸甘健胃,可促进消化酶分泌,二者合用效果更佳。桂花与核桃仁搭配,具有壮腰补肾、敛肺定喘的功效。

5. **常用养生验方**

(1) 核桃黑芝麻糊

[成分]核桃仁 20 克,黑芝麻 10 克,蜂蜜适量。

[制法]取核桃仁和黑芝麻打成浆,加适量蜂蜜饮用。

[功效]滋补肝肾、增强记忆、缓解便秘。

[应用]适用于更年期肝肾不足,出现记忆力减退、反应迟缓及便秘等病症。

(2) 核桃山楂饮

[成分]核桃仁 150 克,山楂 50 克,白糖 200 克,水少许。

[制法]取核桃仁 150 克,山楂 50 克,白糖 200 克,核桃仁加水少许,用

食物加工机打成浆,装入容器中,再加适量凉开水调成稀浆汁。山楂去核,切片,加水 500 毫升煎煮半小时,滤出头汁,再煮取二汁,两汁合并,复置火上,加入白糖搅拌,待溶化后,再缓缓倒入核桃仁浆汁,边倒边搅匀,烧至微沸即可。

［功效］开胃补肾、通润血脉。

［应用］适用于更年期出现的肾虚腰痛、遗精、健忘、耳鸣、食欲不振、面色淡暗粗糙的病症。

（3）核桃枝煮蛋

［成分］鲜核桃树枝适量,鸡蛋 1～2 个。

［制法］将鲜核桃树枝和鸡蛋加适量水同煮,然后吃蛋。

［功效］强身健体,抗肿瘤。

［应用］适用于预防子宫颈癌及其他各种癌症患者。

（4）黄酒核桃汤

［成分］核桃仁 20 克,白糖 50 克,黄酒 100 毫升。

［制法］核桃仁捣碎,与白糖一起放入锅中,加黄酒,用小火烧开,煮沸10 分钟即可。

［功效］补肾安神。

［应用］睡前服,适用于更年期综合征失眠患者。

（十二）板栗

1. 板栗的性味　味甘,性温。

2. 板栗的营养价值　板栗含有的糖类比其他果仁都多,达 40% 左右,蛋白质和脂肪的含量较少,维生素 B 族的含量非常丰富,维生素 C 的含量比番茄还要高,板栗还含有膳食纤维、单宁酸、胡萝卜素以及磷、钙、钾、铁等各种矿物质。

3. 板栗的药用价值　具有补脾健胃、补肾强筋、活血止血的功效。板栗所含有的多种不饱和脂肪酸、维生素、矿物质,能防治高血压、冠心病、骨质疏松等疾病,是抗衰老、延年益寿的滋补佳品。板栗所含有的核黄素（维生素 B_2）对日久难愈的小儿口舌生疮和成人口腔溃疡有益。

4. 板栗与其他药食的配伍　板栗宜与鸡肉、薏苡仁搭配食用。鸡肉营养丰富,具有补虚羸、益气血的功效。板栗与鸡肉搭配同食,可补肾虚、益脾胃,适合于肾虚患者食用,也是健康人强身补体的最佳食物之一。板栗与薏苡仁均含有较高的糖类、蛋白质、多种维生素和人体必需的氨基酸。薏苡仁中还含有脂类物质,能阻止癌细胞生长,具有抗癌的功效。板栗与薏苡仁搭配,具有补益脾胃、补肾利尿、利湿止泻的功效。可作为脾胃虚弱、心烦、消渴、食少乏力、水肿和癌症等病症患者的辅助食疗食物。

5. 常用养生验方

(1) 板栗烧鸡块

〔成分〕鸡肉块、板栗适量,蒜、八角、姜、花椒粒、生抽、蚝油、鸡精粉、老抽、冰糖、番茄酱、辣椒等适量。

〔制法〕用刀在板栗最上端刻一个口子,再将板栗放在开水锅中煮熟,剥皮备用;将鸡块放入开水锅中焯去血水,捞出用凉水冲洗干净;烧热锅,下油烧热,将八角、花椒、蒜及姜片爆香;再倒入鸡块煸炒,鸡块转色后,将栗子肉倒入一起翻炒2～3分钟;倒入调好的调味料(生抽、老抽、鸡精粉、蚝油及水),放入冰糖,再加一汤匙番茄酱及辣椒酱,盖上锅盖,大火煮滚后转小火,继续焖至肉烂栗酥,旺火收汁即可。

〔功效〕补肾虚、益脾胃。

〔应用〕适用于更年期肾虚者,也是健康人强身壮体的最佳食物之一。

(2) 栗子山药姜枣粥

〔成分〕栗子30克,大枣10个,山药15克,生姜6克,粳米100克。

〔制法〕栗子、大枣、山药、生姜、粳米加水煮成稀粥食,或再加红糖调味食。

〔功效〕补肾、益脾、养胃。

〔应用〕适用于更年期脾肾阳虚所致的泄泻、食冷腹痛、少食等病症者。

(十三) 莲子

1. 莲子的性味　味甘涩,性平。

2. 莲子的营养价值　含有蛋白质、脂肪、糖、钙、磷、铁、多种维生素、微量元素、荷叶碱、金丝草甙等物质。其中,钙、磷和钾含量非常丰富。

3. 莲子的药用价值　具有补脾止泻、益肾涩精、养心安神的药效。用于治疗脾虚久泻、久痢、遗精带下、心悸、夜寐多梦、失眠健忘、心烦口渴、腰痛脚弱、耳目不聪、遗精、淋浊、崩漏以及胃虚不欲饮食等病症。对神经衰弱、慢性胃炎、消化不良、高血压等疾病具有一定功效。中老年人特别是脑力劳动者经常食用,可以健脑、增强记忆力,提高工作效率,并能预防老年痴呆。莲子芯有显著的强心作用,能扩张外周血管、降低血压,还有很好的祛心火的功效,可以治疗口舌生疮,并有助于睡眠。

4. 莲子与其他药食的配伍　莲子与红薯搭配,适用于习惯性便秘、慢性肝病、癌症等患者食用,另外还具有美容的功效。莲子与百合搭配食用,可起到清心除烦安神的功效。

5. 常用养生验方

(1)莲子蛋羹

[成分]莲子20克,薏苡仁10克,鸡蛋2~3个,糖或盐少许。

[制法]莲子、薏苡仁分别研粉,兑入鸡蛋,酌加开水调匀,加少许糖或盐,上笼蒸成蛋羹。

[功效]补脾止泻。

[应用]适用于更年期脾虚久泻的患者食用。

(2)莲子清心安神汤

[成分]莲子肉20克,益智仁10克,百合30克,白糖少许。

[制法]莲子肉、益智仁、百合加适量水,慢火煮烂,加少许白糖即可。

[功效]清心、安神、益智。

[应用]适用于更年期出现失眠、健忘、心烦、焦躁等症状的患者早晚食用。

(十四)芡实

1. 芡实的性味　味甘、涩,性平。

2. 芡实的营养价值　含有丰富的蛋白质、维生素、矿物质及微量元素,含少量淀粉、脂肪及钙、磷、铁、核黄素、维生素C等营养成分。

3. 芡实的药用价值　具有益肾固精、补脾止泻、祛湿止带的功能。治疗梦遗滑精、遗尿尿频、脾虚久泻、白浊、带下等病症。芡实可以加强小肠吸收功能,提高尿木糖排泄率,增加血清胡萝卜素浓度。实验证明,血清胡萝卜素水平的提高,可使肺癌、胃癌的发病概率下降,大大减少癌症的发生。

4. 芡实与其他药食的配伍　芡实与党参、白术、山药、莲子配伍,治脾虚久泻或久痢;芡实与沙苑子、龙骨、牡蛎、莲子等同用,治遗精、滑精;芡实与金樱子同用,治遗尿、尿频、白带过多等病症。

5. 常用养生验方

(1)芡实八珍糕

[成分]芡实、山药、茯苓、白术、莲肉、薏苡仁、扁豆各30克,人参8克,米粉500克。

[制法]先将上述药材研为粉,备用。将药材所研粉与米粉和匀,加入

适量水做成糕,蒸熟即成。

[功效]补肾固精、健脾除湿。

[应用]适用于脾虚久泻或肾虚遗精带下等病症者。

(2)芡实老鸭汤

[成分]芡实200克,鸭子1只(约1 000克),盐、黄酒少许。

[制法]先将鸭子宰杀,去毛及内脏,洗干净;芡实填在鸭腹中;砂锅中加入适量清水,先用大火煮沸加入黄酒,改用小火煮2小时至肉烂,加盐调味食用。

[功效]固肾涩精。

[应用]适用于肾虚遗尿、阳痿、泄泻等病症者。

(十五)龙眼肉

1. 龙眼肉的性味 味甘,性温。

2. 龙眼肉的营养价值 含有蛋白质、脂肪、糖类、有机酸、粗纤维及多种维生素及矿物质等营养成分。

3. 龙眼肉的药用价值 具有益心脾、补气血、益智宁心、安神定志的功效,可用于治疗心脾两虚、气血不足所致的失眠、健忘、惊悸、眩晕等症状。龙眼肉是久病体虚、产后女性的重要补益食品。现代研究表明,龙眼肉能够抑制脂质过氧化和提高抗氧化酶活性,具有一定的抗衰老作用。还具有提高机体免疫功能、抑制肿瘤细胞、降血脂、增加冠状动脉血流量等作用。另外,龙眼肉对子宫癌细胞的抑制率超过90%,更年期是妇科肿瘤多发阶段,因而更年期女性适当吃些龙眼肉有利健康。

4. 龙眼与其他药食的配伍 龙眼肉与鸡蛋搭配,经常食用可以护肤养颜、抗衰老、增强人体的免疫功能。

5. 常用养生验方

(1)龙眼莲子粥

[成分]糯米60克,龙眼肉10克,去心莲子20克,红枣6克,冰糖适量。

[制法]先将莲子洗净,红枣去核,糯米洗净,浸泡在水中;莲子与糯米加600毫升水,小火煮40分钟,加入龙眼肉、红枣再熬煮15分钟,加冰糖适量,即可食用。

[功效]益气养血、清心安神。

[应用]适用于更年期出现心悸心烦、失眠多梦、健忘等病症者。

女性更年期食疗

（十六）荔枝干

1. **荔枝干的性味** 味甘、酸,性温。

2. **荔枝干的营养价值** 含有脂肪、蛋白质、纤维素、维生素 A、维生素 C、核黄素、胡萝卜素、硫胺素、烟酸、葡萄糖、钙、钠、镁、锌、硒、铜、钾、磷、锰等营养成分。

3. **荔枝干的药用价值** 具有益心肾、养肝血、补血益气、止呕消暖、止泄之功效。适合年老体弱者、产妇、病后调养食用。用于治疗胃寒呕吐、呃逆、虚寒泄泻、淋巴结核、疗毒、贫血、女性血崩等病症。

4. **荔枝干与其他药食的配伍** 荔枝干可与龙眼肉搭配食用,可起到平补气血的功效。

5. **常用养生验方**

（1）**荔枝干老鸭汤**

［成分］荔枝干 30 个,瑶柱 20 克,光鸭 1 只,陈皮 1/4 个,生姜 2 片。

［制法］荔枝干去壳去核,取出果肉,瑶柱用清水泡发;陈皮用水泡软,刮去白瓤洗净;光鸭去皮斩成块状,放入沸水中汆烫,捞起过冷水,沥干水备用;瓦煲注入适量清水,放入鸭肉、荔枝干、瑶柱、陈皮和姜片,加盖大火煮沸,改小火煨 2 小时,加盐调味即成。

［功效］补中益气、补血生津。

［应用］适用于更年期气血亏虚,体质较弱之人服用。或更年期月经不调、经血过多者。

（十七）枸杞子

1. **枸杞子的性味** 味甘,性平。

2. **枸杞子的营养价值** 含有脂肪、蛋白质及 14 种氨基酸、纤维素、维生素 A、维生素 B_1、维生素 B_2、维生素 C、胡萝卜素、盐酸、钙、镁、铁、锌、铜、锰、钠、磷、硒等营养成分。

3. **枸杞子的药用价值** 具有补肾益精、养肝明目、补血安神、生津止渴、润肺止咳之功效。治肝肾阴亏、腰膝酸软、头晕、目眩、目昏多泪、虚劳咳嗽、消渴、遗精。治疗肝血不足、肾阴亏虚引起的视物昏花和夜盲症。枸杞有提高机体免疫力的作用,可以补气强精、滋补肝肾、抗衰老、止消渴、暖身体、抗肿瘤的功效。枸杞子具有降低血压、血脂和血糖的作用,能防止动脉硬化、保护肝脏、抑制脂肪肝、促进肝细胞再生。

4. **枸杞子与其他药食的配伍** 枸杞子配菊花,有明目之功,可用于治疗肝肾亏虚所致目昏、目生云翳。配熟地黄、女贞子、菟丝子相须为用,可治疗肝肾精血不足所致头昏目眩、视物不清、目生云翳或暴盲、须发早白、腰膝酸软等症。配麦门冬,用于热病伤阴、阴虚肺燥、消渴等。配黄精,可滋阴补血润肺。

5. 常用养生验方

(1) 核桃枸杞山楂汤

[成分] 核桃仁 500 克,枸杞子、山楂各 30 克,菊花 12 克,白糖适量。

[制法] 将核桃仁洗净后,磨成浆汁,倒入瓷盆中,加清水稀释,调匀;山楂、菊花、枸杞子洗净后,水煎两次,去渣取汁 1 000 毫升;将山楂、菊花、枸杞子汁同核桃仁浆汁一同倒入锅内,加白糖搅匀,置火上烧至微沸即成。

[功效] 滋肾补精,健脑解忧。

[应用] 代茶饮,连服。可缓解更年期出现焦虑、紧张、烦躁、失眠、记忆力下降等症状。

三、谷物及豆类

(一) 粳米

1. 粳米的性味　粳米又名大米。味甘淡,性平和。

2. 粳米的营养价值　粳米中的蛋白质、脂肪、维生素含量都比较多,还含有脂肪、钙、磷、铁及 B 族维生素等多种营养成分。

3. 粳米的药用价值　具有补中益气、平和五脏、止烦渴、止泄、壮筋骨、通血脉、益精强志之功,主治泻痢、胃气不足、口干渴、呕吐、诸虚百损等病症。

4. 粳米与其他药食的配伍　粳米可与赤豆、绿豆、黑豆、小米、黑米、糯米等粗粮搭配食用,可使营养更加全面和均衡。

5. 常用养生验方

(1) 龙眼红枣粥

[成分] 龙眼肉 15 克,红枣 3~5 枚,粳米 100 克。

[制法] 龙眼肉,红枣,粳米同煮成粥,热温服。

[功效] 养心补脾,滋补强壮。

[应用] 适用于更年期出现经常性头晕目眩,肢倦乏力,面唇色淡,心悸心慌等病症者。

（2）羊骨粳米粥

［成分］新鲜羊骨 1 000 克，粳米 200 克。

［制法］羊骨洗净捶碎，加水熬汤，去渣后，入粳米共煮成粥，温服。

［功效］补肾壮骨。

［应用］10～15 日为 1 个疗程，适用于更年期出现腰膝酸软、足软无力等病症者。

（3）首乌红枣粥

［成分］制首乌 60 克，红枣 3～5 枚，粳米 100 克。

［制法］先将制首乌煎取浓汁去渣，加入红枣和粳米煮粥，将成，放入红糖适量，再煮 1～2 分钟沸腾即可。热温服。首乌忌铁器。

［功效］补肝益肾、养血补虚。

［应用］适用于更年期出现发白发脱、面色淡白或萎黄、头晕目眩等病症者。

（4）柴胡决明子药粥

［成分］柴胡 15 克，决明子 20 克，菊花 15 克，冰糖 15 克，粳米 100 克。

［制法］柴胡，决明子，菊花三味水煎，去渣取汁，与粳米煮粥，趁热加入冰糖至融化。

［功效］清肝明目。

［应用］每日 1 剂，分 2 次服用。适用于更年期综合征肝郁化火，出现性情急躁易怒、头晕头痛、失眠、目赤口苦、小便黄赤、大便秘结等病症者。

（二）糯米

1. **糯米的性味**　糯米又名江米。味甘，性温。

2. **糯米的营养价值**　含蛋白质、脂肪、糖类、叶酸、膳食纤维、硫胺素、核黄素、烟酸、维生素 E、钙、磷、钾、钠、镁、铁、锌、硒、铜、锰等营养成分。

3. **糯米的药用价值**　具有补中益气、养胃健脾、固表止汗、止泻、安胎、解毒疗疮等功效，可用于虚寒性胃痛、胃及十二指肠溃疡、糖尿病消渴多尿、气虚自汗、妊娠胎动、痘疹痈疖等病症。适用于脾胃虚寒所致的反胃、食欲减少、泄泻和气虚引起的汗虚、气短无力、妊娠腹坠胀等症。

4. **糯米与其他药食的配伍**　糯米制成的酒，可用于滋补健身和治病。可用糯米、杜仲、黄芪、枸杞子、当归等酿成"杜仲糯米酒"，饮之有壮气提神、美容益寿、舒筋活血的功效。还有一种"天麻糯米酒"，是用天麻、党参等配糯米制成，有补脑益智、护发明目、活血行气、延年益寿的作用。糯米不但配药物酿酒,而且可以和果品同酿。如"刺梨糯米酒",常饮能预防心血管疾病或抗癌。

5. 常用养生验方

(1) 糯米百合粥

[成分] 糯米、百合、莲子适量(糯米、百合、莲子的比例约为 4∶1∶1)。

[制法] 先将所有原料洗净,然后上锅点火,将水烧到半开时,倒入所有原料;当锅内水被烧开之后,将火调至小火,再慢慢熬制。水再次被烧开的时候,好喝又具有滋补功效的糯米百合粥就做好了。

[功效] 补益气血、清心除烦。

[应用] 适用于更年期出现失眠、心烦等病症者。

(2) 莲子百合粥

[成分] 莲子、百合、糯米各 30 克。

[制法] 莲子、百合、糯米加适量水同煮成粥。

[功效] 健脾益气、养心安神。

[应用] 适用于更年期绝经前后伴有心悸不寐、怔忡健忘、肢体乏力、皮肤粗糙等病症者。

(三) 薏苡仁

1. 薏苡仁的性味　薏苡仁又称薏仁米、苡米。味甘、淡,性微寒。

2. 薏苡仁的营养价值　薏苡仁的营养价值很高,被誉为"世界禾本植物之王"。薏苡仁含糖类、脂肪、蛋白质、纤维素、维生素 A、维生素 C、维生素 E、胡萝卜素、硫胺素、核黄素、烟酸、胆固醇、镁、钙、铁、锌、铜、锰、钾、磷、钠、硒等营养成分。

3. 薏苡仁的药用价值　具有利水渗湿、健脾止泻、清热解毒的功效。对脾虚腹泻、肌肉酸重、关节疼痛、胃癌、子宫颈癌等病症有治疗和预防作用。薏苡仁对于美容的功效也十分显著,它能够使皮肤光滑,减少皱纹,消除色素斑点,对面部粉刺及皮肤粗糙有明显疗效。另外,它对紫外线还有吸收能力,多吃薏苡仁可以防晒。

4. 薏苡仁与其他药食的配伍　薏苡仁性微寒,易与温性的药食搭配。如与赤豆搭配,亦可加入生姜。

5. 常用养生验方

(1) 赤豆薏苡仁粥

[成分] 赤豆、薏苡仁适量。

［制法］赤豆、薏苡仁分别洗净提前浸泡几小时。锅中加足够的水，将泡过的赤豆和薏苡仁一起倒入锅中，大火烧开转小火慢慢煮，煮到食材煮烂开了花即可。

［功效］补益活血。

［应用］适用于更年期面色萎黄、体倦乏力等病症者。

（2）薏苡仁山药芡实粥

［成分］薏苡仁 50 克，山药约 300 克，芡实 40 克，粳米 100 克。

［制法］薏苡仁和芡实洗净后，用清水浸泡 2 小时；大米洗净后，用清水浸泡半小时；将浸泡好的薏苡仁，芡实放入锅中，倒入 1500 毫升清水，大火煮开后，调成小火煮 30 分钟，然后倒入粳米继续用小火煮 20 分钟；将山药去皮，切成 3 毫米厚的片，放入锅中，再继续煮 10 分钟即可。

［功效］健脾利湿、补益气血。

［应用］适用于更年期女性形体肥胖、面色淡白等病症者。

（四）小米

1. 小米的性味　小米又名粱米、粟米、粟谷。味甘、咸，性凉。

2. 小米的营养价值　富含蛋白质、脂肪、糖类、维生素 B_2、烟酸和钙、磷、铁等营养成分。

3. 小米的药用价值　具有健脾和中、益肾气、清虚热、利小便、治烦渴的功效，是治疗脾胃虚弱、体虚、精血受损、产后虚损、食欲不振的营养康复良品。治疗消化不良、泄泻、肢体乏力、口渴能饮、善饥、小便淋漓不尽等病症。陈小米苦寒，具有止痢、解烦渴的作用。

4. 小米与其他药食的配伍　小米宜与大豆混合食用。这是由于小米的氨基酸中缺乏赖氨酸，而大豆的氨基酸中富含赖氨酸，可补充小米的不足。亦可配大枣、赤豆、红薯、莲子、百合等，熬成风味各异的营养粥。

5. 常用养生验方

（1）小米山药大枣粥

［成分］小米 100 克，怀山药 30 克，大枣 5 枚，红糖 30 克。

［制法］小米放砂锅中加水适量煮粥，加入怀山药、大枣和适量红糖，米熟后食用。

［功效］健脾胃、益气血。

［应用］适用于更年期体弱、脾胃虚弱、气血不足等病症者。

（2）小米半夏汤

［成分］小米 15 克,制半夏 4～5 克。

［制法］小米和制半夏加入适量水,煮汤。

［功效］健脾和中、安神。

［应用］适用于更年期脾胃不和引起的失眠,一般安神药无效者。

（五）小麦

1. 小麦的性味　味甘,性凉。

2. 小麦的营养价值　富含淀粉、蛋白质、脂肪、矿物质、钙、铁、硫胺素、核黄素、烟酸及维生素 A 等营养成分。

3. 小麦的药用价值　具有养心益肾、除热止渴的功效。治疗脏躁、烦热、消渴、泄利、痈肿、外伤出血、烫伤等病症。

4. 小麦与其他药食的配伍　小麦可与小米、大豆、玉米等搭配食用,可提高蛋白质的营养成分。小麦与红枣搭配可治疗女性脏燥病症,改善患者的心情。

5. 常用养生验方

（1）清汤肚片

［成分］小麦面粉 400 克,胡萝卜 20 克,冬笋 120 克,香菇(干)10 克,荸荠 30 克,豌豆 25 克。

［制法］先将面粉与适量的清水搅拌,揉成面团,发酵 1.5 小时;将发酵后的面团放入清水盆内,不断揉搓,洗去粉浆,水浑时,换清水,反复揉洗,直至面团无粉浆可出时取出,即成生面筋;取精盐、味精加清水少许和成汁,放入生面筋,揉拌均匀;选用 21 厘米长、中段直径约 4.5 厘米的白萝卜一条,洗净揩干,拦腰切成两段,把制好的生面筋分成两份,分别裹在白萝卜段上,包制成素猪肚 2 个;将豌豆洗净,冬笋、水发香菇、荸荠均切成片,胡萝卜片刻花形;再把切好的各料一并放入沸水锅氽熟捞出;炒锅置中火,入花生油,烧至六成热,将制好的素猪肚下锅翻炸 7 分钟,呈金黄色时倒进漏勺沥去油;沥油稍凉后的素猪肚逐个直剖成两块,去掉萝卜,每块再切成 2 块,分别用斜刀片成 4.5 厘米长、1.5 厘米宽的素肚片;炒锅置旺火,注入清水 750 毫升,煮沸后放入素猪肚片、冬笋、香菇和荸荠片,下精盐、味精,最后放入豌豆,再煮沸后装入汤碗,摆入胡萝卜花,淋上芝麻油即成。

［功效］养心除烦、清热。

［应用］适用于更年期出现心烦燥热,失眠等病症者。

（2）南瓜薄饼

[成分]小麦面粉、南瓜适量。

[制法]南瓜洗净,去皮去籽,南瓜的量随意;南瓜擦丝,不需要擦得很细;把南瓜丝盛入小盘,然后放入蒸锅蒸软;蒸南瓜丝的时候把青红椒洗净切丝;把南瓜丝,青红椒丝放入大容器,再打入一个鸡蛋拌匀,接着加入适量面粉,然后加入海带汤调节浓稠度,最后加少许盐调味,面糊就调好了;平底锅中加入少许油烧热,舀入适量面糊摊成圆饼,两面金黄就好了,切块装盘,还可以在煎的过程中撒些白芝麻。

[功效]养心安神。

[应用]适用于更年期出现情绪不稳、易悲伤欲哭等病症者。

（六）蚕豆

1. 蚕豆的性味　味甘,性平。

2. 蚕豆的营养价值　含有大量蛋白质,在日常食用的豆类中仅次于大豆,还含有大量钙、钾、镁、锌、锰、磷等微量元素,胆石碱及维生素C等,所含氨基酸种类较为齐全,特别是赖氨酸含量丰富。

3. 蚕豆的药用价值　具有补中益气、健脾益胃、清热利湿、止血降压、涩精止带的功效,主治中气不足、倦怠少食、高血压、咯血、衄血(鼻出血)、女性带下等病症。蚕豆的茎能止血、止泻;蚕豆叶能收敛止血;蚕豆花能凉血、止血;蚕豆的种子皮能利尿渗湿;蚕豆的荚壳能收敛止血。现代研究表明,蚕豆具有降低胆固醇、延缓动脉硬化、预防心血管疾病、防癌抗癌、健脑、促进骨骼生长等作用。

4. 蚕豆与其他药食的配伍　蚕豆与枸杞配伍服用效果较佳。因蚕豆含有多种营养成分,其中以卵磷脂最为丰富,枸杞能滋补肝、肾、肺,有清肝祛火等功效,两者搭配对腰酸背痛、头晕耳鸣、视物模糊、糖尿病等病症有辅助治疗的作用。

5. 常用养生验方

（1）鱼汁蚕豆瓣

[成分]鲜蚕豆200克、鲫鱼1条、盐、料酒、白糖、鸡精、酱油、胡椒粉、葱、姜、食用油各少许。

[制法]将蚕豆洗净,放入沸水锅中,加盐、葱段、姜片,煮至熟后装入盘中;将鲫鱼去鳃、鳞,内脏洗净;坐锅点火倒入油,油至四成热时放入鲫鱼,煎至两面金黄时加入清水,用大火煮至鲫鱼烂、汤色白,放入盐、鸡精、胡椒粉、

白糖、料酒、酱油;将鱼和汤盛出放在煮好的蚕豆瓣上,上面撒上少许葱丝即可。

［功效］补益中气、健脾益胃。

［应用］适用于更年期气虚体弱者。

（2）雪菜豆瓣酥

［成分］雪里蕻150克,蚕豆瓣150克,瘦肉75克,料酒少许,酱油少许,淀粉少许,糖1茶匙,清水4大匙。

［制法］瘦肉切丝,拌入调味料略腌;蚕豆洗净、先煮熟冲凉;雪里蕻洗净、切碎;用3大匙油先炒肉丝,变白时加入雪里蕻和蚕豆瓣同炒,并加入湿淀粉、盐、糖,炒匀即盛出。

［功效］健脾益气。

［应用］适用于更年期体倦乏力、形胖者。

（3）枸杞蚕豆

［成分］嫩蚕豆350克,枸杞子20克,辣椒油10克,蒜泥10克,酱油5克,醋2滴,盐3克,香葱末5克。

［制法］蚕豆洗净,与枸杞子一同放进锅中,放盐煮熟盛出;锅中倒入辣椒油,放入蒜泥、酱油、醋调匀炒香,出锅浇在蚕豆枸杞子上,撒香葱末即成。

［功效］健脾益肾、滋阴清热。

［应用］适用于更年期出现的腰酸背痛、头晕耳鸣、视物模糊及糖尿病等病症者。

（七）豌豆

1. **豌豆的性味**　味甘,性平。

2. **豌豆的营养价值**　富含赖氨酸、含钙质、维生素 A 原、B 族维生素、维生素 C 和胡萝卜素、抗坏血酸、核黄素等营养物质。

3. **豌豆的药用价值**　具有益中气、止泻痢、调营卫、利小便、消痈肿、解乳石毒之功效。主治脚气、痈肿、乳汁不通、脾胃不适、呃逆呕吐、心腹胀痛、口渴泄痢等病症。现代研究发现豌豆能促进人体发育、增强免疫功能,并有提高中枢神经组织功能、抗癌防癌、抗菌消炎、润泽皮肤、通便等作用。

4. **豌豆与其他药食的配伍**　玉米和豌豆搭配在一起,可提高人体对蛋白质的利用价值,由于两者组成蛋白质的氨基酸不同,混合食用,蛋白质互补,从而提高食物的营养价值。

5. 常用养生验方

（1）核桃仁豌豆泥

[成分] 鲜豌豆仁 750 克，核桃仁 60 克，白糖 240 克，藕粉、水适量。

[制法] 鲜豌豆仁煮烂后，捣成浆泥状，去皮、渣；核桃仁用开水稍泡片刻后剥去皮，用油炸透捞出，剁成细末；水适量煮沸，加入白糖和豌豆泥，搅匀煮沸，加入藕粉（先用冷开水兑好）勾成稀糊状，撒上核桃仁末即可食用。

[功效] 润燥滑肠、补肾。

[应用] 适用于更年期贫血、肠燥便秘、肾虚咳喘等病症者。健康人食之更能增强记忆力，祛病延年。

（2）豌豆汁

[成分] 嫩豌豆苗 1 把。

[制法] 豌豆苗洗净捣烂，布包榨汁。

[功效] 滋阴润燥。

[应用] 每次半杯，略加温服，一日 2 次。适用于更年期糖尿病、高血压、心脏病等病症者。

（3）玉米豌豆沙律

[成分] 豌豆半碗，玉米 2 根，胡萝卜半根。

[制法] 豌豆洗净，玉米剥下玉米粒，胡萝卜切丁；煮沸 3 碗水，放少许盐，先放豌豆煮 5 分钟，再放玉米粒和红萝卜煮 5～8 分钟，捞起放凉；淋上沙律酱，拌匀即可。

[功效] 调和脾胃、润泽皮肤。

[应用] 适用于更年期脾胃不和、面黄有斑点者。

（八）黑豆

1. 黑豆的性味　味甘，性平。

2. 黑豆的营养价值　含有蛋白质、脂肪、糖类、胡萝卜素、维生素 B_1、维生素 B_2、烟酸等；并含有大豆黄酮甙、胆碱、大豆甾醇、叶酸、泛酸等营养成分。

3. 黑豆的药用价值　具有补肾滋阴、补血明目、活血利水、祛风解毒、活血泽肤之功效。用于治疗水肿胀满、风毒脚气、黄疸水肿、风痹痉挛、产后风痛、口噤、痈肿疮毒、盗汗等病症，亦可解药毒、乌发黑发以及延年益寿。

4. 黑豆与其他药食的配伍　黑豆宜同甘草煎汁饮用，适宜各种食物或药物中毒之人。

5. 常用养生验方

（1）醋泡黑豆（醋豆）

［成分］黑豆 500 克，醋 1 000 克。

［制法］黑豆洗净晾干，锅内微炒，放到玻璃瓶中，再倒入 9 度的米醋，黑豆与醋的比例大约是 1∶2，加盖，放阴凉处，一周后即可食用。

［功效］美容减肥、补肾明目、乌发。

［应用］醋豆能有效改善便秘、高血压、高血脂、糖尿病、前列腺病、白发、冠心病，以及看电脑、电视时间长引起的视力下降、眼睛疼痛、干涩、头晕、头痛等病症。同时醋泡黑豆对于改善近视等眼部疾病都有很好的作用。每日早、晚各 1 次，每次 10 粒即可。

（2）黑豆鸡爪汤

［成分］黑豆 100 克，鸡爪 250 克，盐适量。

［制法］将黑豆拣去杂质，用清水浸泡 30 分钟，备用；鸡爪洗净，放入沸水锅中烫透；锅上火入水，将鸡爪、黑豆放入，先用武火煮沸，撇去浮沫，再改用文火煮至肉、豆烂熟，加盐调味即可食用。

［功效］补肾益阴、活血泽肤。

［应用］适用于更年期颜面起黑斑者。

（3）黑豆焖猪蹄

［成分］黑豆 400 克，猪蹄 750 克，猪耳 125 克，猪尾 125 克，猪皮 75 克，猪肥膘 100 克，番茄 125 克，葱头 75 克，粳米 250 克，食油 75 克，蒜炼油 100 克，精盐、胡椒粉各适量。

［制法］将黑豆洗净用水浸泡 3 小时左右；把猪蹄洗净竖劈两片；猪耳、猪尾、猪皮、猪肥膘洗净切成小块，番茄洗净切块；葱头洗净切末；大米洗净控干，备用。把盐、黑豆、猪蹄、猪耳、猪尾、猪皮、猪肥膘放在一起拌匀后，放入锅内用大火煮沸后，改用文火焖至熟透，加入少许蒜炼油调好口味，备用。把锅烧热后倒入蒜炼油待油温六成时，放入葱头末炒至黄色后，加入番茄块炒透后，盛入锅内倒入清水煮沸。再把锅烧热后倒入食油待油温五成时，放入粳米炒至黄色后，盛入盛有番茄的焖锅加盐用大火煮沸后，改用小火焖熟。食用时，盛上黑豆焖猪蹄，配上番茄米饭即可。

［功效］滋阴补血、润肤美容。

［应用］适用于更年期腰膝酸痛、皮肤灰暗者。

（九）黄豆

1. 黄豆的性味　味甘,性平。

2. 黄豆的营养价值　富含高品质的蛋白质,多种人体必需的氨基酸、脂肪,还含有维生素 A、维生素 B、维生素 D、维生素 E 及钙、磷、铁等矿物质。

3. 黄豆的药用价值　具有健脾宽中、润燥消水、清热解毒、益气的功效,主治疳积泻痢、腹胀羸瘦、妊娠中毒、疮痈肿毒、外伤出血等病症。黄豆还能抗菌消炎,对咽炎、结膜炎、口腔炎、菌痢、肠炎有效。现代研究表明,黄豆能增强机体免疫功能,降糖、降脂,防止血管硬化,预防心血管疾病,保护心脏,防治因肥胖而引起的脂肪肝,通导大便。大豆异黄酮是一种结构与雌激素相似,具有雌激素活性的植物性雌激素,能够减轻女性更年期综合征症状、延迟女性细胞衰老、使皮肤保持弹性、养颜、减少骨丢失,促进骨生成。

4. 黄豆与其他药食的配伍　黄豆最好是做成豆浆或豆腐食用,因为整粒的黄豆不利于消化和吸收。将黄豆与排骨共同煮成的黄豆排骨汤有补脑强身的作用。将大豆、黑豆、赤豆等装入大碗,用清水浸泡 2 小时,再加大米、紫米煮成的杂豆饭,对减肥瘦身有好处。

5. 常用养生验方

(1) 百合莲子豆浆

［成分］黄豆50克,百合10克,莲子(保留莲子心)20克,粳米10克。

［制法］黄豆、百合、莲子预先浸泡好,粳米洗净。将所有原料混合放入豆浆机杯体内,加水至上下水位线之间,接通电源后按"五谷豆浆"键,十几分钟后百合莲子豆浆制作完成,直接饮用无需过滤。

［功效］补肝肾、益精血、清心安神、润肠燥、防便秘。

［应用］适用于更年期肝肾阴虚所致失眠、心烦口渴、大便秘结等病症者。

(2) 黄豆排骨汤

［成分］黄豆100克,猪排骨250克,精盐适量。

［制法］将黄豆拣去杂质,用温水浸软,洗净;把猪排骨洗净,切成小块;将煮锅洗净,置于火上,加清水适量,旺火煮沸,把黄豆、猪排骨放入锅内,加盖,转为文火煲3小时后,点入精盐调味即可。

［功效］补髓养阴、补血益智。

［应用］适用于更年期用脑过度、神经衰弱、失眠、健忘等病症者。

（十）赤豆

1. **赤豆的性味**　味甘、酸,性平。

2. **赤豆的营养价值**　含蛋白质、脂肪、糖类、膳食纤维、维生素 A、胡萝卜素、硫胺素、核黄素、烟酸、维生素 E、钙、磷、钾、钠、镁、铁、锌、硒、铜、锰等营养成分。

3. **赤豆的药用价值**　具有清心养神、健脾益肾、利气行水、排毒的功效。可治疗心脏和肾脏疾病引起的水肿、肝硬化引起的腹水及营养不良性水肿等病症。由于赤豆含有较多的膳食纤维,还具有良好的润肠通便、降血压、降血脂、调节血糖、解毒抗癌、预防结石、健美减肥的作用。产妇、乳母多吃赤豆有催乳的功效。

4. **赤豆与其他药食的配伍**　赤豆搭配莲子、百合具有固精益气、止血、强健筋骨等作用,可治肺燥引起的干咳及增强体力;赤豆配连翘和当归煎汤,可治疗肝脓肿;赤豆配以蒲公英、甘草煎汤,可治疗肠痈等病症;赤豆与冬瓜同煮后的汤汁是全身水肿的食疗佳品;赤豆与扁豆、薏苡仁同煮,可治疗腹泻;鲤鱼与赤豆同煮,两者均能利水消肿,用于治疗肾炎引起的水肿效果较佳。

5. **常用养生验方**

（1）赤豆薏苡仁粥

［成分］赤豆、薏苡仁(比例 1∶1)。

［制法］赤豆、薏苡仁洗净,放入开水泡上。打开电饭煲在水沸后,把开关打到保温功能,经过这样反复的 4～5 次粥就煮好了。

［功效］健脾益胃、利湿消肿。

［应用］适用于更年期脾虚湿盛所致的慢性水肿者。

四、肉禽蛋类

（一）猪肉

1. **猪肉的性味**　味甘、咸,性微寒,无毒。

2. **猪肉的营养价值**　含有蛋白质、脂肪、糖类、维生素 A、维生素 B、核黄素、烟酸、硫胺酸,还含有钙、磷、钠、镁、铁、锌、硒、铜、锰等矿物质。

3. **猪肉的药用价值**　具有润肠胃、生津液、补肾气、解热毒的功效,主治热病伤津、消渴羸瘦、肾虚体弱、产后血虚、燥咳、便秘等病症,具有补虚、滋阴、润燥、滋肝阴、润肌肤、利小便和止消渴的作用。猪肉煮汤饮下可急补由于津液不足引起的烦躁、干咳、便秘和难产,还有滋养脏腑、滑润肌肤、补中益气之功效。猪皮和猪蹄具有"和气血、润肌肤、可美容"的功效。

4. 猪肉与其他药食的配伍　猪肉宜与大蒜相配。猪肉中含有维生素 B_1,如果吃肉时再伴一点大蒜,可以延长维生素 B_1 在人体内停留的时间,这对促进血液循环及尽快消除身体疲劳,增强体质,都有重要的作用。猪肉属酸性食物,为保持膳食平衡,烹调时宜适量搭配些豆类和蔬菜等碱性食物,如土豆、萝卜、海带、大白菜、芋头、藕、木耳、豆腐等。

5. 常用养生验方

(1)安神猪肉汤

[成分] 瘦猪肉 500 克,莲子 30 克,百合 39 克。

[制法] 瘦猪肉、莲子、百合放入砂锅,加水煮汤,调味即可。

[功效] 健脾、养心安神。

[应用] 适用于更年期神经衰弱者。

(2)枸杞肉丝冬笋

[成分] 枸杞子、冬笋各 30 克,瘦猪肉 100 克,猪油、食盐、味精、酱油、淀粉各适量。

[制法] 先将肉、笋切丝,枸杞子洗净;再将锅烘热,放入猪油烧热后投入肉丝和春笋爆炒至熟,放入上述佐料即可。

[功效] 滋补肝肾。

[应用] 适用于肝肾阴虚型更年期综合征,出现头晕耳鸣、心烦易怒、面色晦暗、经血量多、小便不利等病症者。

(二)猪蹄

1. 猪蹄的性味　味甘咸,性平。

2. 猪蹄的营养价值　富含蛋白质、脂肪、糖类、维生素 A、维生素 B、维生素 C 及钙、磷、铁等营养物质,尤其是猪蹄中的蛋白质水解后,所产生的胱氨酸、精氨酸等 11 种氨基酸之含量均与熊掌不相上下。

3. 猪蹄的药用价值　具有补肾精、壮筋骨、补血通乳、润滑肌肤、强健腰腿、延缓衰老等功能。非常适合老年人及体弱血虚者食用,老人每周吃 1~2 次猪蹄好处多,益于健康长寿。猪蹄胶原蛋白还可促进毛发、指甲生长,保持皮肤柔软、细腻,指甲有光泽。经常食用猪蹄,还可以有效地防止进行性营养障碍,对消化道出血、失血性休克有一定疗效,并可以改善全身的微循环,从而能预防或减轻冠心病和缺血性脑病。对于手术及重病恢复期的老人,有利于组织细胞正常生理功能的恢复,加速新陈代谢。它能防治皮肤干瘪起皱、增强皮肤弹性和韧性,对延缓衰老和促进儿童生长发育都具有物殊意义。猪蹄汤还具有催乳作用,对于哺乳期女性能起到催乳和美容的双重作用。

4. 猪蹄与其他药食的配伍　猪蹄宜与醋搭配,在烧猪蹄时稍加一点醋,可使猪蹄中的蛋白质易于被人体吸收,使骨细胞中的胶质分解出磷和钙,增加营养价值。

5. 常用养生验方

(1) 红烧黄豆猪蹄

[成分]猪蹄3个,黄豆2杯,老抽、生抽、料酒、糖、生姜、葱少许。

[制法]黄豆浸泡一晚;猪蹄对半切开;锅中放水煮开,放入姜片、葱结、猪蹄,撇去浮沫,猪蹄血水不是很多,所以不用换水;水再次烧开之后,加入黄豆和其他调味料;小火烧1～1.5小时;大火收汁,出锅。

[功效]强筋健骨、润肤延缓皮肤衰老。

[应用]适用于更年期出现的四肢疲乏,腿部抽筋,麻木,皮肤干枯等症状者。

(2) 花生黄豆猪蹄煲

[成分]猪蹄2只,花生仁100克,黄豆100克,龙眼肉15克,陈皮1片,姜片2片,盐适量。

[制法]花生、黄豆用清水洗净,浸软待用;龙眼肉、陈皮洗净待用;猪蹄斩大件,去杂毛洗净,放沸水中余5分钟,捞出洗净待用;瓦煲内放适量清水,猛火烧至水开,放入除盐以外所有材料,再滚时转小火煲约3小时,捞出陈皮弃之,用盐和葱花调味即可。

[功效]补益精血、延缓衰老。

[应用]适用于更年期体弱血虚、早衰者。

(三)牛肉

1. 牛肉的性味　味甘,性平。

2. 牛肉的营养价值　富含蛋白质、肌氨酸、丙胺酸、维生素 B_6、维生素 B_{12}、钾、肉毒碱、亚油酸、锌、镁、铁等营养成分。

3. 牛肉的药用价值　具有补中益气、滋养脾胃、强健筋骨、化痰息风、止渴止涎的功效。适用于中气下陷、气短体虚、筋骨酸软、贫血久病及面黄目眩者食用。

4. 牛肉与其他药食的配伍　牛肉与仙人掌同食,可起到抗癌止痛、提高机体免疫功能的效果;由于牛肉对人体肌肉增长有促进作用,牛肉加红枣炖服,则有助肌肉生长和促伤口愈合之功效。

5. 常用养生验方

(1) 土豆炖牛肉

[成分]生牛肉 500 克,土豆、胡萝卜 1～2 个,洋葱半个,酱油、料酒、胡椒粉、油、葱姜蒜、干椒适量,花椒八角包 1 个。

[制法]生牛肉放凉水中 2 小时左右,出净其中的血水,牛肉切块,用酱油、料酒、胡椒粉腌制,最后用油抓匀;热锅凉油,放入牛肉块,快速翻炒至稍变色,加入葱姜蒜、干椒,喷些料酒,加生抽、老抽,翻炒均匀后加入足量水,适量白糖,投入花椒八角包,煮沸后小火炖半小时;放入土豆、胡萝卜块,煮至半熟,加入洋葱块,烧煮片刻,最后调味出锅。

[功效]补益脾胃、强筋健骨。

[应用]适用于更年期体虚者长期食用。

(2) 番茄炖牛肉

[成分]牛肉适量、番茄一个,葱段、姜片、盐、酱油、料酒、鸡精、桂皮、花椒、大料、香叶适量。

[制法]将牛肉洗净切块,放入清水中将肉紧一下,撇去血沫子等杂物;这时将高压锅放入适量清水,放置火上将水烧开;将处理好的牛肉,倒入高压锅里,放入葱段、姜片、酱油、盐、鸡精、料酒、大料、花椒、桂皮和香叶;随后放上一个番茄,整个放到锅里,盖上锅盖,炖上半个小时即可。

[功效]健脾益气、补益气血。

[应用]适用于更年期脾胃虚弱出现的食欲减退、食少、乏力等病症者。

(四) 羊肉

1. 羊肉的性味　味甘,性温。

2. 羊肉的营养价值　含蛋白质、脂肪、糖类、钙、磷、铁、维生素 B 族、维生素 A、烟酸等营养成分。

3. 羊肉的药用价值　具有助元阳、补精血、补肺虚、益劳损的功效,能够滋补强壮身体,适合健康人冬季进补。羊肉能温补脾胃,用于治疗脾胃虚寒出现的反胃、畏寒怕冷等,或久病体虚、产后体弱出现的神疲乏力等病症;能温补肝肾,用于治疗肾阳虚所致的腰膝酸软冷痛、阳痿、频尿夜尿、阳痿早泄等;能补血温经,用于治疗产后血虚宫寒所致的腹冷痛,或月经失调，不孕。

4. 羊肉与其他药食的配伍　羊肉温补，常吃容易上火。因此吃羊肉最好配蔬菜，比如冬瓜、丝瓜、油菜、菠菜、白菜、土豆、金针菇、蘑菇、香菇、莲藕、茭白、笋、菜心等。焖羊肉的时候，可以配马蹄。煲羊肉汤，阴虚火旺的人可以加一些萝卜、花生，但不宜多吃；阳虚的人可以加巴戟、杜仲、党参、枸杞子、桂圆肉。吃羊肉火锅的时候，还可以搭配豆腐、萝卜等食材。如果煮羊肉，应放些不去皮的生姜，姜皮辛凉，有散火除热的作用，还能去除羊膻味。

5. 常用养生验方

（1）羊肉山药汤

［成分］羊肉适量，山药1根。

［制法］羊肉洗净剁成块，生姜切片，大葱切段，花椒一小把用茶包袋装好，再准备一小把西洋参；羊肉入锅，水没过羊肉，倒些料酒，开火煮滚后，转小火继续煮5分钟；焯好水的羊肉捞出，用流动的水冲洗干净，沥干水分；干净的锅中放两小勺油烧热，放入姜片、葱段煸香后，倒入焯过水的羊肉煸炒出香味；倒入一些料酒炒匀；加足量冷水入锅，煮开后撇去浮沫，放入花椒包盖上盖子同煮开后，转小火炖一个小时；山药去皮切成滚刀块，放入汤中再小火炖15分钟，开盖加盐和少量鸡精，再炖10分钟即可。

［功效］温补脾肾。

［应用］适用于更年期久病、体弱脾肾亏虚者。

（五）鸡肉

1. 鸡肉的性味　味甘、咸，性凉。

2. 鸡肉的营养价值　含较高蛋白质，脂肪含量较低，鸡肉蛋白质中富含全部必需氨基酸，为优质蛋白质来源。含有较多的不饱和脂肪酸-油酸（单不饱和脂肪酸）和亚油酸（多不饱和脂肪酸），富含维生素 B_{12}、维生素 B_6、维生素 A、维生素 D、维生素 K、磷、铁、铜与锌等。

3. 鸡肉的药用价值　具有温中益气、补虚填精、健脾胃、活血脉、强筋骨的功效。对营养不良、畏寒怕冷、乏力疲劳、月经不调、贫血、虚弱等病症有很好的食疗作用。鸡胸脯肉中含有较多的B族维生素，具有恢复疲劳、保护皮肤的作用；大腿肉中含有较多的铁质，可改善缺铁性贫血；翅膀肉中含有丰富的骨胶原蛋白，具有强化血管、肌肉、肌腱的功能。鸡肉含有较多的不饱和脂肪酸-油酸（单不饱和脂肪酸）和亚油酸（多不饱和脂肪酸），能够降低对人体健康不利的低密度脂蛋白。

4. **与其他药食的配伍** 鸡肉加白酒,补血益气、活血通络,用于治疗筋骨痿软、头昏心悸。鸡肉加辣椒,含有丰富的蛋白质、维生素和矿物质,有助于儿童的生长发育。

5. **常用养生验方**

(1)黄精山药炖鸡

[成分]黄精30克,山药60克,鸡肉500克。

[制法]黄精、山药、鸡肉,切块同放入碗中,加水适量,隔水炖熟,调味后食用。

[功效]健脾益气、补虚填精。

[应用]适用于更年期体质虚弱、神疲乏力、贫血等病症者。

(2)虫草炖鸡

[成分]冬虫夏草10克,鲜鸡肉250克。

[制法]将鲜鸡肉入锅加水,烧沸后捞去浮沫,放入洗净的虫草,用文火炖至鸡肉烂熟,调味即成。

[功效]补益脾肾、强身健骨。

[应用]吃肉喝汤,分两次服用,每日1次,冬令常服。适用于更年期体虚者。

(六)鸭肉

1. **鸭肉的性味** 味甘,性凉,无毒。

2. **鸭肉的营养价值** 富含蛋白质、脂肪、糖类、纤维素、维生素A、维生素C、维生素E、胡萝卜素、硫胺素、核黄素、烟酸、胆固醇、镁、钙、铁、锌、铜、钾、磷、钠、硒等营养成分。

3. **鸭肉的药用价值** 具有大补虚劳、清肺解热、滋阴补血、定惊解毒、消水肿的功效。适用于营养不良、产后、病后体虚、盗汗、遗精、女性月经少、咽干口渴、食欲不振、大便干燥和水肿者,癌症患者放疗、化疗后、糖尿病、肝硬化腹水、肺结核、慢性肾炎浮肿等食用。肥鸭可治疗老年性肺结核、糖尿病、脾虚水肿、慢性支气管炎、大便燥结、慢性肾炎、浮肿;雄鸭治肺结核、糖尿病。鸭肉中的脂肪酸熔点低,易于消化。所含维生素B族和维生素E较其他肉类多,能有效抵抗脚气病、神经炎和多种炎症,还能抗衰老。鸭肉中含有较为丰富的烟酸,对心肌梗死等心脏疾病患者有保健作用。

4. **鸭肉与其他药食的配伍** 鸭肉与海带共炖食,可软化血管,降低血压,对老年性动脉硬化、高血压、心脏病有较好的疗效;鸭肉与竹笋共炖食,可治疗痔疮下血。鸭肉忌与兔肉、杨梅、核桃、鳖、木耳、胡桃、大蒜、荞麦同食。

5. 常用养生验方

(1) 冬瓜鸭肉汤

[成分] 光鸭1只,冬瓜、胡萝卜适量,酱油、姜片、蒜、香辣酱、盐适量。

[制法] 把光鸭清洗干净后斩件,凉水放入锅里,加几片姜片、葱苗煮开,并不断把水面上的血沫浮物去掉。把冬瓜、胡萝卜切块,并在另外一个炉头烧一锅开水,把准备好的光鸭倒入,中火继续煮30分钟,加入冬瓜、胡萝卜继续中火煮20分钟转小火煮约30分钟,至鸭肉、冬瓜熟烂,加入适量的盐,即可食用。

[功效] 清热滋阴、补益气血。

[应用] 适用于更年期体虚有热、低热、便干、盗汗等病症者。

(2) 雪梨苹果老鸭汤

[成分] 老鸭1只,雪梨、苹果1~2个,胡萝卜1~2个,薏苡仁、芡实适量。

[制法] 老鸭洗净后切块,先在开水锅里加姜块焯一下;然后捞出用冷水冲洗后放入慢炖锅中,加入削皮切块的雪梨、苹果和胡萝卜,再放一把薏苡仁和芡实,加冷水炖4个小时即可。也可以用微波炉来炖,放入微波可用的容器里,加足量水,盖上盖,放进微波炉先用高火煮15分钟,再改中火煮30分钟。

[功效] 滋阴润燥。

[应用] 适用于更年期阴虚燥热、咽干口燥、咳嗽少痰等病症者。

(3) 安眠补养汤

[成分] 鸭肉、乌骨鸡各500克,鸡血藤、仙鹤草、夜交藤各20克,狗脊、菟丝子、旱莲草、桑寄生、女贞子各12克,白术、合欢皮、生地黄、熟地黄、续断各8克,人参5克,味精2克,盐4克,姜、大葱各10克。

[制法] 先将14味中药洗净,用清水煎煮成药汁,滤去渣滓,取汁备用;将鸡、鸭清理干净,用开水烫一下,切成大小一致的块;锅内加入适量清水,将鸡肉和鸭肉烧沸;将葱切成段,姜切成薄片,与药汁一同放入锅中;小火煮2小时后,捞出姜片和葱段,加入适量味精和食盐调味即可食用。

[功效] 安神补气、强健筋骨。

[应用] 适用于更年期气血两虚出现失眠、疲乏无力等病症者。

（七）鸽子

1. 鸽子的性味　味甘、咸,性平。

2. 鸽子的营养价值　含高蛋白、低脂肪、泛酸,所含的钙、铁、铜等矿物质及维生素 A、维生素 B、维生素 E 等营养成分。

3. 鸽子的药用价值　具有补肝壮肾、益气补血、清热解毒、生津止渴等功效。适用于病后体弱、血虚闭经、神疲头晕、记忆衰退等病症。现代医学认为,鸽肉中含有丰富的蛋白质、矿物质及维生素,能补肾壮体、健脑补神、提高记忆力、降低血压、调整人体血糖、养颜美容、延年益寿。鸽肉里含有丰富的泛酸,对防止脱发、白发和未老先衰等都有很好疗效。鸽肉里含有丰富的软骨素,可增加皮肤弹性、改善血液循环、可加快伤口愈合。鸽肝中含有最佳的胆素,可以帮助人体很好的利用胆固醇,防止动脉硬化。

4. 与其他药食的配伍　鸽肉宜与滋补肾阴的药物和食物相配食用,如鳖甲、枸杞子等,增强其滋补肝肾的作用。

5. 常用养生验方

(1) 鳖甲蒸鸽肉

[成分]鸽子 1 只,鳖甲 30 克,食盐适量。

[制法]鸽子去除毛及内脏,将鳖甲打碎塞入鸽腹内,食盐、水适量隔水蒸熟食用。

[功效]益气滋肾、通经散结。

[应用]适用于更年期血虚引起的闭经及消渴等病症者。

(2) 药膳蒸鸽肉

[成分]鸽子 1 只,枸杞子 25 克,黄精 30 克,食盐适量。

[制法]鸽子去除毛和内脏,与枸杞子、黄精、食盐隔水蒸熟食用。

[功效]益气补肾、补益精血。

[应用]适用于更年期肾虚及阴血不足引起的腰膝酸软、头晕目眩等病症者。

(3) 扒五香仔鸽

[成分]肥乳鸽 6 只,猪五花肉 150 克,葱、姜、料酒、食盐适量,药袋 1 个(装入适量八角、桂皮、丁香、砂仁、豆蔻)。

[制法]将 6 只肥乳鸽去毛,由背部剖开掏去内脏,洗净;猪五花肉切成厚片,同放入砂锅内;加入葱、姜、料酒、食盐、药袋、水,用小火煮至八成熟;捞出鸽肉,拆掉大骨,把鸽脯(皮朝下)码在扣碗时,鸽腿肉围在

周围,最后把头颈放在上面,淋入汤汁,隔水蒸熟,汤汁倒入锅内,把扣碗翻扣在盘里,然后,汤汁加味精、食盐,勾芡,淋入麻油,浇在鸽肉上即可食用。

[功效] 健脾开胃、补益精血。

[应用] 适用于更年期中气不足所致气短懒言、疲乏无力、记忆力减退等病症者。健康人食之亦能防止记忆力衰退、增进食欲、增强体质。

（八）鸡蛋

1. 鸡蛋的性味　味甘,性平。

2. 鸡蛋的营养价值　含有蛋白质、脂肪、氨基酸、钾、钠、镁、磷、维生素 B_2 等营养成分。

3. 鸡蛋的药用价值　具有滋阴润燥、养心安神、养血安胎、延年益寿的功效。鸡蛋中所含丰富的蛋白质、卵磷脂、硒、锌、维生素 B_2 等营养元素,能健脑益智,促进神经系统和身体发育,改善记忆力,保护肝脏,提高人体血浆蛋白量,增强肌体的代谢功能和免疫功能。还能防治动脉硬化,预防癌症,延缓衰老,保持人体面部肌肤红润的作用。

4. 鸡蛋与其他药食的配伍　鸡蛋与番茄搭配食用,番茄含有大量的维生素 C,补充鸡蛋缺少维生素 C 的不足。鸡蛋与洋葱相配,不仅可为人体提供更加丰富的营养成分,洋葱中的有效活性成分还能降低鸡蛋中胆固醇对心血管的负作用。鸡蛋与百合相配,具有滋阴润燥、清心安神之功。鸡蛋与韭菜相配,可以起到温补肾阳、行气止痛的作用,对尿频、肾虚、痔疮以及胃脘疼痛等均有一定的疗效。鸡蛋配丝瓜,具有清热解毒、滋阴润燥、养血通乳的功效。适合于治疗热毒、咽痛、目赤、消渴、烦热等病症,常食还能使人肌肤润泽健美。鸡蛋配黄花菜,具有清热解毒、滋阴润肺、止血消炎的功效,也可为人体提供丰富的营养成分。适合于治疗咽痛、目赤、虚劳吐血、热毒肿痛、痢疾、便血、小便赤涩、营养不良等病症。

5. 常用养生验方

（1）丝瓜炒鸡蛋

[成分] 丝瓜 1 根,鸡蛋 2 只,干枸杞若干。

[制法] 鸡蛋磕入碗中打散,干枸杞泡水;鸡蛋液中加一小勺水,搅匀,锅热倒油后,先倒入鸡蛋液将鸡蛋炒至八成熟,盛出;丝瓜洗净,削去外皮,切成滚刀块;再次将锅烧热,点少许油,下丝瓜和泡软的枸杞急火快炒约半分钟,倒入鸡蛋,炒匀,出锅前勾薄芡,关火后加盐拌匀即可。

［功效］滋阴润燥、养血。

［应用］适用于更年期出现的烦躁不安、口干渴、便秘等病症者。

（2）百合蛋黄粥

［成分］百合 15 克，鸡蛋蛋黄 48 克，粳米 50 克，冰糖 30 克，枸杞子适量。

［制法］将百合洗净泡发；鸡蛋煮熟，剥出蛋黄，用小勺捣碎备用；粳米倒入沙煲，加入适量水，大火煮开，小火煮 15 分钟；倒入百合、枸杞、冰糖熬煮 10 分钟；倒入熟蛋黄，搅散。煮好的粥盛入碗中，温热食用。

［功效］滋阴润肺、养心安神、益智健脑。

［应用］适用于更年期阴虚失眠、心烦不安、惊悸、健忘等病症者。

五、水产海鲜类

（一）鲤鱼

1. 鲤鱼的性味　味甘、性平。

2. 鲤鱼的营养价值　含有丰富的蛋白质，脂肪（含大量不饱和脂肪酸），维生素 A，维生素 E，核黄素，硫胺素，以及钙、磷、钾、钠、锌、铜、镁、铜、硒等营养成分。

3. 鲤鱼的药用价值　具有补益脾胃、利水消肿、通乳、清热解毒、止嗽下气。治疗各种水肿及水肿引起的腹胀、尿少等症状，对黄疸、乳汁不通、胎动不安等亦有效。中医学认为，鲤鱼各部位均可入药。鲤鱼皮可治疗鱼梗；鲤鱼血可治疗口眼歪斜；鲤鱼肉煮汤可治疗小儿身疮等。

4. 鲤鱼与其他药食的配伍　鲤鱼与赤豆搭配食用，可起到利水的作用，对于门静脉性肝硬化伴水肿或腹水、慢性肾炎水肿、妊娠水肿等均有明显利尿消肿的效果。

5. 常用养生验方

（1）天麻鲤鱼

［成分］鲤鱼 1 500 克，天麻 25 克，川芎 10 克，茯苓 10 克。

［制法］鱼去内脏及鳞，将川芎、茯苓切片后泡在米泔水中；再放天麻浸泡 5 小时，天麻捞出放米饭上蒸熟，切片；将天麻片装入鱼头和鱼腹内，盛盆，再放入川芎片、茯苓片、葱、姜、水；上笼蒸 30 分钟后，拣去鱼上的葱、姜；另起锅加水淀粉、清鲜汤、白糖、精盐、味精、胡椒粉、麻油烧沸，勾芡后浇在天麻鱼上食用。

［功效］清虚热、降血压。

［应用］适用于更年期阴虚头痛、高血压头晕、神经衰弱、肢体麻木等病症者。

（2）黄芪鲤鱼

［成分］鲤鱼 750 克,黄芪 10 克,党参 10 克,水发香菇 15 克,冬笋片 15 克,葱、姜、蒜、味精适量。

［制法］鱼去鳞及内脏,入油锅炸至金黄色,捞起装盆;另起锅投入黄芪、党参、葱、蒜、姜,适量水烧开,文火煨熟;再投入冬笋片、香菇、味精,烧沸后勾芡,淋上猪油,浇在鱼上后食用。

［功效］健益脾肺、利水消肿。

［应用］适用于更年期肺脾气虚所致的水肿、胀满、咳嗽气喘等病症者。

（二）青鱼

1. 青鱼的性味　味甘,性平。

2. 青鱼的营养价值　含有丰富的蛋白质、脂肪、维生素 E、维生素 B_1、维生素 B_2,以及钙、磷、铁、镁、锌、硒等矿物质。

3. 青鱼的药用价值　具有益气补虚、健脾养胃、化湿、祛风、利水之功效,还可防妊娠水肿。治疗脾虚少食、乏力、脚气或湿痹等病症。因含有丰富的硒、碘等微量元素,故有抗衰老、抗癌作用。

4. 青鱼与其他药食的配伍　青鱼同薤白煮食,治脚气,有理气利水之功。亦可配薏苡仁煎汤服。青鱼与银耳相配食用,可以保证食者正常营养,保健身体,又不会增加体重,可对虚胖者进行调养。

5. 常用养生验方

（1）青鱼头尾汤

［成分］青鱼头、尾 500 克,木耳 25 克,肉汤适量,酱油 15 毫升,色拉油 35 毫升,蒜 1 瓣,葱 10 克,姜 2 克,绍酒 10 毫升,白糖 5 克,精盐 2 克,胡椒粉、味精各适量。

［制法］将青鱼头、尾洗净,先用酱油浸渍一下,放水发木耳;锅中放油,加蒜片、葱段、姜块爆香,先放鱼头,后放鱼尾,待两面均煎成黄色,取出;用另一器皿把肉汤和浸鱼的酱油倒入,加绍酒 10 毫升、白糖 5 克,煮 20 分钟,下发好的木耳,再煮 5 分钟,加适量味精及葱末、胡椒粉即可。

［功效］健脾利水。

［应用］适用于更年期脾虚所致水肿等病症者。

（2）青鱼豆腐

[成分] 青鱼1条,豆腐1块,雪菜若干,姜、料酒、酱油、盐适量,白糖少许。

[制法] 青鱼切块用盐,姜丝腌制10分钟;豆腐洗净切块,雪菜倒出冲洗净;锅中多倒入一些油,油热放入鱼块,中火把青鱼煎一下,中途把鱼翻下身,然后加入料酒、酱油、少许白糖翻匀;然后倒入豆腐和雪菜,加1小匙盐焖烧7~8分钟,汤汁收的差不多的时候,撒点葱花即可。

[功效] 健脾养胃、益气补虚。

[应用] 适用于更年期脾虚体倦乏力、食少便溏等病症者。

（三）黑鱼

1. 黑鱼的性味　味甘,性寒。

2. 黑鱼的营养价值　含有丰富的蛋白质及18种氨基酸、脂肪、钙、磷、铁、锌、维生素B_1、维生素B_2、维生素E,烟酸等营养成分。

3. 黑鱼的药用价值　具有补脾利水、祛瘀生新、清热祛风的功效。适用于水肿、湿痹、脚气、痔疮、疥癣等病症。亦可用于女性产后催乳、补血。黑鱼具有祛瘀生新、收敛滋补的功效,可用于手术后进补,利于伤口早日愈合。

4. 黑鱼与其他药食的配伍　黑鱼性寒,脾胃虚寒者食用时,宜加生姜、辣椒等,调和其性味。

5. 常用养生验方

（1）黑鱼汤

[成分] 黑鱼1条。

[制法] 黑鱼去鳞、腮及内脏,洗净,切段,入锅中,加入油和水炖汤,食鱼饮汤。

[功效] 补益心脾、利湿消肿。

[应用] 适用于更年期脾肾亏虚所致水肿者。

（2）黑鱼当归汤

[成分] 黑鱼1条,当归15克,益母草30克。

[制法] 黑鱼去鳞、腮及内脏,洗净,加当归、益母草和水,共炖至肉脱骨,去骨和药渣,加红糖适量。

[功效] 健脾补血。

[应用] 适用于更年期月经不调者。

（四）黄鱼

1. 黄鱼的性味　味甘,性平,有小毒。

2. 黄鱼的营养价值　含有丰富的蛋白质、脂肪、维生素 A、维生素 E、硫胺素、核黄素钾、钠、钙、镁、铁、锰、锌、铜、磷、硒、烟酸等营养成分。

3. 黄鱼的药用价值　具有健脾益胃、安神止痢、益气填精之功效,对贫血、失眠、头晕、食欲不振及女性产后体虚有良好疗效。黄鱼含有丰富的蛋白质、微量元素和维生素,对人体有很好的补益作用,对体质虚弱和中老年人来说,食用黄鱼会收到很好的食疗效果。黄鱼含有丰富的微量元素硒,能清除人体代谢产生的自由基,能延缓衰老,并对各种癌症有防治功效。

4. 黄鱼与其他药食的配伍　黄鱼不可与荞麦同食。黄鱼多食难消化,荞麦性寒难消,两者都为不易消化之物,同食难消化,伤肠胃。

5. 常用养生验方

（1）黄鱼炖豆腐

［成分］黄鱼 2 条,豆腐 200 克,葱、姜、蒜适量,干红辣椒 4～5 根,淀粉少许,料酒、酱油、醋适量,盐、白糖少许。

［制法］黄鱼处理干净（头可留可去）,豆腐切块,葱姜切末,蒜切小块,干辣椒掰小段;洗净的黄鱼沥干水,用厨房纸将鱼身上的水分全部擦干;在鱼身上薄薄地涂一层淀粉;锅烧热,先用姜片在锅壁上擦一遍,再倒入油,油热即可将鱼放入煎,2 分钟后翻面,再煎 2 分钟;将两条鱼稍分开,锅中留出一些空,先后放入干辣椒、葱、姜、蒜略炒;加入酱油、料酒、盐,接着倒入豆腐块;锅中加热水,没过鱼和豆腐,大火煮开,转中小火,加醋煮约 15 分钟;出锅前点少许白糖,再稍煮即可。

［功效］健脾益胃、补益气血。

［应用］适用于更年期体弱、食欲不振等病症者。

（2）面拖黄鱼

［成分］鲜小黄鱼数条,鸡蛋 1 只,面粉、盐、料酒、葱姜汁、花椒、油、椒盐适量。

［制法］小黄鱼洗净,放入盐,料酒,葱姜汁,花椒腌制 2 个小时左右;拣去花椒,将面粉放入盆中,打入鸡蛋,加适量清水调成面糊待用;锅放油烧至六七成热,将小黄鱼逐个裹上面糊,入油中炸至金黄色,取出,当油温升至八成热,再复炸一边,使之焦脆即可。炸好的面拖小黄鱼用椒盐蘸食。

［功效］健脾益气。

［应用］适用于更年期脾虚出现的食少、头晕、乏力等病症者。

（五）鳖肉

1. 鳖肉的性味　味甘，性平。

2. 鳖肉的营养价值　含有丰富的蛋白质、钙、磷、维生素 A、脂肪、糖、烟酸、维生素 B_1、维生素 B_2、维生素 D 以及动物胶、角蛋白、碘等物质，营养价值极高。

3. 鳖肉的药用价值　具有滋阴清热、益肾健胃、养血壮阳、凉血散结等多种功效。适用于阴虚发热、久疟、脱肛、子宫下垂、崩漏、带下、慢性痢疾等病症。甲鱼的壳（也称鳖甲）有较强的清热作用，能通血脉散结，对于肝脾肿大、月经不调或月事不通等病症，有较好的治疗效果。

4. 鳖肉与其他药食的配伍　宜与青蒿配伍，增强滋阴清热的功效。与丹皮配伍，可清阴分热，起到凉血止血的功效。

5. 常用养生验方

（1）鳖肉滋阴汤

［成分］鳖肉 800 克，生地 25 克，地骨皮 15 克，知母、百部各 10 克，料酒、精盐、白糖、葱段、姜片、熟猪油、鸡汤各适量。

［制法］将鳖背朝下，头伸出时，抓住颈拉出，齐颈切断，出尽血，然后用刀由颈根处至尾部剖腹，取出内脏，斩去脚爪、尾，放入热水中浸泡，抹去白黏膜，刮尽黑衣，揭去背壳，将鳖斩成 6 块，放入清水锅中，烧开捞出洗净。锅中放鳖肉，加入鸡汤、料酒、盐、白糖、葱、姜，用旺火烧沸后，改用文火炖至六成熟，加入装有百部、地骨皮、生地、知母（均洗净）的纱布袋，继续炖至鳖肉熟烂，拣去葱、姜、药袋，淋上猪油即成。

［功效］滋阴清热、凉血润燥。

［应用］食肉饮汤，佐餐用。适用于更年期阴虚火旺，出现口咽干燥、五心烦热、干咳少痰等病症者。

（2）枸杞炖甲鱼

［成分］枸杞子 20 克，甲鱼 1 只（约 500 克），姜、葱、精盐、料酒各适量。

［制法］将甲鱼杀后去内脏洗净，再将枸杞子洗净后放入甲鱼腹中入锅，加清水及上述调料，先以大火煮沸，再改用小火煨炖至甲鱼肉熟烂，加少许味精即成。

［功效］滋补肝肾。

［应用］佐餐当茶,吃甲鱼肉,嚼枸杞子,饮汤。对于阴虚火旺型更年期综合征出现的烘热汗出、烦躁易怒、口干便秘等病症及更年期骨质疏松均有较好的疗效。

（3）鳖肉补肾汤

［成分］甲鱼800克,枸杞子30克,淮山药(干)30克,女贞子15克,熟地黄15克,黄酒15毫升,盐3克,大葱5克,姜5克,猪油(炼制)15克。

［制法］将鳖宰杀,去内脏,放入热水中浸泡去皮膜,去背壳,斩为6块,下沸水锅焯去血水,捞出洗净;将枸杞子、淮山药、女贞子、熟地分别去杂洗净;锅中注入鸡汤,加入鳖块,再放入枸杞子、淮山药、女贞子、熟地、料酒、盐、葱、姜块煮至鳖肉熟烂,拣去葱、姜,淋上猪油即成。

［功效］滋阴润燥、退虚热。

［应用］适用于更年期阴虚所致发热、崩漏、口燥咽干、盗汗、失眠多梦等病症者。

（六）虾

1. 虾的性味　味甘,性温。

2. 虾的营养价值　虾肉中含有蛋白质、脂肪、糖类、钙、磷、钾、碘、镁、铁及维生素A、维生素E、维生素B、烟酸等营养物质。虾是一种高蛋白、低脂肪的食品,其蛋白质含量是鱼、蛋、奶的几倍至几十倍。

3. 虾的药用价值　具有补肾壮阳、上乳汁、托毒的功效。对肾阳虚衰引起阳痿早泄、性欲减退、腰膝酸软等,气血虚弱引起四肢无力、产妇乳汁不下、产后缺乳或无乳、皮肤溃疡、疮痈肿毒等症状,有很好的防治作用。经常食虾还可延年益寿。虾中含有丰富的镁,经常食用可以补充镁的不足。镁能很好的保护心血管系统,它可减少血液中胆固醇含量,防止动脉硬化,同时还能扩张冠状动脉,有利于预防高血压及心肌梗死。虾皮和虾米中含有十分丰富的矿物质钙、磷、铁,可以满足人体对钙质的需要,磷有促进骨骼、牙齿生长发育,加强人体新陈代谢的功能;铁可协助氧的运输,可预防缺铁性贫血;烟酸可促进皮肤神经健康,对舌炎、皮炎等症有防治作用。虾体内的虾青素有助于消除因时差反应而产生的"时差症"。虾皮有镇静作用,常用来治疗神经衰弱、自主神经功能紊乱诸症。

4. 虾与其他药食的配伍　虾仁与韭菜花搭配食用可以治夜盲症、干眼病,还可杀菌驱虫,治便秘。豆腐与虾仁搭配食用容易消化,高血压病、高脂血症、动脉粥样硬化的肥胖者食之尤宜。

5. 常用养生验方

（1）青虾炒韭菜

［成分］虾 250 克，韭菜 100 克，油、盐、味精适量。

［制法］将韭菜洗净，切段；剪去虾之头足，挤出虾仁，冲洗后滤干；将菜油倒入锅内，用武火烧热后，倒入韭菜、虾仁、葱段反复翻炒，待韭菜和虾仁炒熟后，放入盐、味精，略炒停火。

［功效］温补肾阳、固涩精血。

［应用］适用于肾阳虚衰、阳痿早泄、性欲减退、滑精、遗尿以及女子崩漏等病症者。

（七）带鱼

1. 带鱼的性味　味甘、咸，性温。

2. 带鱼的营养价值　富含脂肪（多为不饱和脂肪酸）、蛋白质、磷、钙、铁、镁、维生素 B_1、维生素 B_2、维生素 E、维生素 A、烟酸等营养成分。

3. 带鱼的药用价值　具有补脾益气、暖胃养肝、补气养血、泽肤健美的作用。适用于久病体虚，血虚头晕，气短乏力，形瘦少食等病症。带鱼含有丰富的硒，具有抗氧化能力，可预防肝癌。还含有 DHA 和 EPA，有利于脑的发育，可提高智力。含有丰富的镁，对心血管系统有很好的保护作用，有利于预防高血压、心肌梗死等疾病。

4. 带鱼与其他药食的配伍　木瓜与带鱼同食具有营养补虚、通乳的功效。鲜带鱼与木瓜同食，对产后少乳、外伤出血等病症具有一定疗效。

5. 常用养生验方

（1）海带烧带鱼

［成分］带鱼 300 克，海带（鲜）100 克，青椒 60 克，红椒 45 克，葱、酱油适量。

［制法］带鱼去除内脏和鳍，洗净，切成 5 厘米长的段；海带浸在温水里泡软，再用清水洗净，切成 5 厘米长的段；青椒、红椒洗净，切丝，锅中加水烧开，放入带鱼和海带中火加盖煮熟；放入青椒丝、红辣椒丝和葱花，最后加酱油调味即可。

［功效］健脾益胃、补气养血。

［应用］适用于更年期体虚者。

（八）鱿鱼

1. 鱿鱼的性味　味平，性酸。

2. 鱿鱼的营养价值　含有高胆固醇、蛋白质、脂肪、维生素 A、硫胺素、核黄素、烟酸、维生素 E、钙、磷、钾、钠、镁、铁、锌、硒、铜、锰等营养成分。

3. 鱿鱼的药用价值　具有滋阴养胃、补虚润肤的功效,利于骨骼发育和造血,能有效治疗贫血。鱿鱼还含有大量的牛磺酸,可抑制血液中的胆固醇含量,缓解疲劳、恢复视力、改善肝脏功能,还有抗病毒、抗射线作用。

4. 鱿鱼与其他药食的配伍　鱿鱼与木耳搭配,含丰富蛋白质、铁质及胶原质,可使皮肤嫩滑且有血色。

5. 常用养生验方

(1) 鱿鱼蛤蜊粥

[成分] 鱿鱼(鲜)115 克,蛤蜊 150 克,粳米 100 克,大葱 5 克,姜 5 克,盐 3 克。

[制法] 鱿鱼洗净,切片;蛤蜊取肉洗净,放入热水中稍烫一下,用刀背敲碎;粳米洗净泡好,放入锅中,加入约 1 000 毫升冷水,用旺火煮沸;将鱿鱼片、蛤蜊及大葱、姜、盐放入煮沸的粥锅中略煮几分钟,至鱿鱼肉烂即可。

[功效] 滋阴清热、明目。

[应用] 适用于更年期肝肾阴虚引起的头晕目昏、视物不清等症状。

(九) 牡蛎

1. 牡蛎的性味　味咸,性平微寒。

2. 牡蛎的营养价值　富含蛋白质、脂肪、糖苷和 10 种人体必需的氨基酸、维生素 A、维生素 B_1、维生素 B_2、维生素 B_6、维生素 B_{12}、维生素 D、维生素 E,锌、硒、牛磺酸等营养成分。

3. 牡蛎的药用价值　具有收敛固涩,清热益阴,软坚化痰,敛阴潜阳的功效。适用于治疗盗汗、自汗、遗精、泄泻、崩漏、带下、惊痫、眩晕、瘰疬痰核、疝瘕,心痛、痈肿疮毒、失眠等病症。牡蛎肉含维生素 B_6、维生素 $_{12}$,具有降血糖、抗病毒、抗菌、抗癌、降低血液黏度等作用,并能调节人体自身抵抗多种疾病的能力,还富含硒和维生素 E,因而有很好的抗衰老作用。牡蛎壳在外用复方中可治金疮出血、脐疮流脓水、疮疡溃腐日久不愈合等病症。牡蛎壳在内服复方中可治神经衰弱,多种病症引起的自汗与盗汗,胃及十二指肠溃疡,阳痿、早泄、遗精,崩漏、带下,肝脾肿大、高血压、肿瘤等病症。牡蛎脂肪中含有丰富的脂肪酸,它的牛磺酸含量也很高,这些物质能有效地减少人体的胆固醇含量,能防治心脑血管疾病。牡蛎所含钙盐能致密毛细血管,以减低血管渗透性,入胃后与胃酸形成可溶性钙盐,钙离子被吸收,以调节电解质的平衡,抑制神经肌肉的兴奋,可防治缺钙引起的多种症状。实验研究表明,牡蛎提取物对肝脏病、酒精中毒均有明显疗效,对男子有强精壮体作用,还可以降低糖尿病患者的血糖,减少糖尿病合并症的发生,促进胰岛素分泌,提高胰岛素的作用效果,从而控制或改善糖尿病病情。另外,提取物对女性更年期综合征,青春期功能性子宫出血,产前、产后体虚均有明显的疗效。

4. 牡蛎与其他药食的配伍 牡蛎与柴胡配伍,具有调肝解郁、化痰软坚的功效。牡蛎配伍龟版、白芍,有滋阴平肝潜阳之功效,用于治疗阴虚阳亢之头晕、目眩、耳鸣、烦躁不安等症状。牡蛎肉不宜与糖同食。牡蛎配伍沙苑子、芡实,有补肾涩精之功效,用于治疗肾虚精关不固之遗精、滑泄、腰酸、耳鸣等症状。牡蛎配伍天花粉,共奏清热养阴泄火、化痰软坚散结之功效,用于治疗痰火郁结之颈部肿块、瘿瘤、瘰疬等病症。

5. 常用养生验方

(1) 牡蛎豆腐汤

[成分] 牡蛎(鲜)200 克,豆腐(北)200 克,盐 3 克,味精 2 克,大葱 10克,大蒜(白皮)5 克,淀粉(豌豆)5 克,花生油 20 克,虾油 5 毫升。

[制法] 将牡蛎肉洗净,切成薄片;豆腐洗净切丁;锅置火上,放入花生油烧热,下蒜片煸香,倒入虾油,加水烧开,加入豆腐丁、精盐烧开,加入牡蛎肉、葱丝,用湿淀粉勾稀芡,点入味精即成。

[功效] 益智健脑、清热解毒、滋润肌肤。

[应用] 适用于更年期出现心悸不安、烦躁失眠、记忆力减退等病症者。

(2) 牡蛎夏枯草瘦肉汤

[成分] 猪肉(瘦)250 克,牡蛎(鲜)30 克,夏枯草 30 克,枣(干)20 克。

[制法] 将生牡蛎洗净,打碎,装入纱布袋内;夏枯草除杂质,洗净,红枣洗净;猪瘦肉洗净,切块;把全部材料一齐入锅内,加清水适量,武火煮沸后,文火煮 1 小时,调味即可。

[功效] 清泄肝火、平肝潜阳。

[应用] 适用于更年期所致的肝阳上亢的高血压病者。症见头痛目胀、眩晕眼花、胸中烦热、口苦易怒、烦闷不安等病症。

(十) 蛤蜊

1. 蛤蜊的性味 味咸,性寒。

2. 蛤蜊的营养价值 含有蛋白质、脂肪、糖类、铁、钙、磷、碘、维生素、氨基酸和牛磺酸等多种营养成分。

3. 蛤蜊的药用价值　具有滋阴明目、软坚化痰、利水之功效。适用于治疗甲状腺肿大、黄疸、小便不畅、腹胀等病症。常食用蛤蜊肉亦可治疗糖尿病。

4. 蛤蜊与其他药食的配伍　蛤蜊与豆腐可治气血不足、皮肤粗糙等病症。蛤蜊肉与韭菜同食，可治疗阴虚所致口渴、干咳、心烦、手足心热等症状。

5. 常用养生验方

（1）蛤蜊豆腐

［成分］豆腐1块，蛤蜊3两，蒜苗1棵，火腿两小片，姜、葱、盐、料酒、干红辣椒丝、鲜酱油适量。

［制法］将豆腐切成3厘米×3厘米×1厘米的小块；蒜苗切一寸长的段，蒜白的部分从中间纵向一切为二，便于入味；火腿切小丁；姜切丝，葱切成一寸长的段；蛤蜊洗净；取一平底不粘锅，放入少量油，加热，放入豆腐块，取中火，将豆腐两面略煎，色淡黄即可，煎好后取出备用；取一炒锅，加入3匙左右的油，加热，放入姜丝、干辣椒丝、葱丝炒香，放入蛤蜊，略微翻炒，加入料酒，鲜酱油，继续翻炒蛤蜊，至大部分蛤蜊开口，取出备用；将菜锅洗净，加入豆腐，火腿末，加入适量水（没过豆腐的1/2～2/3即可），加入盐，鲜酱油调味，烧开后，在取小火煮2～3分钟，以入味；再取一小煲或砂锅，菜锅内的豆腐移入；再在豆腐上放上炒好的蛤蜊和大蒜；取小火继续炖3～5分钟即可。

［功效］滋阴润燥。

［应用］适用于更年期阴虚火旺引起的口干、心烦、皮肤干燥等病症者。

（十一）干贝

1. 干贝的性味　干贝又名扇贝、瑶柱。味甘、咸，性平。

2. 干贝的营养价值　含有蛋白质、脂肪、糖类、维生素A、钙、锌、钾、铁、镁、硒等营养元素，含丰富的谷氨酸钠，味道极鲜。还含有大量丰富多样的氨基酸，如氨基乙酸、丙氨酸和谷氨酸，同时它也含有丰富的核酸、牛黄磷酸。

3. 干贝的药用价值　具有滋阴补肾、调中、下气、利五脏之功效。治疗头晕目眩、咽干口渴、虚痨咳血、脾胃虚弱等病症，常食有助于降血压、降胆固醇、补益健身。

4. 干贝与其他药食配伍　干贝宜与鸡蛋搭配营养全面。

常用养生验方。

（1）干贝米饭

［成分］粳米 300 克，干贝 60 克，豌豆苗 35 克，百合(干)20 克，盐 5 克，酱油 15 毫升，料酒 10 毫升。

［制法］将百合根部切去，一片一片地剥下，用水洗净，削掉有黑色的部分；豌豆苗洗干净，备用；将粳米淘洗干净，沥干水分；小干贝用盐水洗一下，沥干水分，备用；将鲜汤放入锅中，烧沸后加入粳米、酱油、料酒、精盐和百合，盖上锅盖，启动"煮饭"键焖煮至饭将熟时，倒入小干贝，再焖 10 分钟左右，上下轻轻搅拌混合均匀，盛入碗中，上面再放入豆苗，即可食用。

［功效］滋阴润燥、补肾调中。

［应用］适用于更年期出现的头晕烦躁等病症者。

（2）冬瓜干贝瘦肉汤

［成分］冬瓜 1500 克，干贝 60 克，瘦猪肉 200 克，精盐 10 克，上汤 750 毫升。

［制法］将干贝用温水洗净剥去筋，另换清水泡上，以浸过干贝即可；放进蒸笼炊 10 分钟，取出待用；将冬瓜切成方块，修成小圆球形，经开水焯过盛入炖盅中，加入上汤，把瘦猪肉片煮沸 20 分钟盖在上面；再把干贝倒入冬瓜盅内，同时炖 30 分钟，取出瘦肉，加盐即成。

［功效］补益脾胃、益气利水。

［应用］适用于更年期脾虚所致面部水肿、肥胖等病症者。

（十二）海带

1. 海带的性味　味咸，性寒。

2. 海带的营养价值　含有粗蛋白、脂肪、糖、粗纤维、矿物质、钙、铁以及胡萝卜素、硫胺素(维生素 B_1)、核黄素(维生素 B_2)、烟酸等营养成分。与菠菜、油菜相比，除维生素 C 外，其粗蛋白、糖、钙、铁的含量均高出几十倍。

3. 海带的药用价值　具有消痰软坚、泄热利水、止咳平喘的功效，能够祛脂降压、散结抗癌。用于瘿瘤、瘰疬、疝气、咳喘、水肿、高血压病、冠心病、肥胖病等病症。

4. 海带与其他药食的配伍　豆腐配海带，豆腐营养丰富，含皂角苷成分，能抑制脂肪的吸收，促进脂肪分解，阻止动脉硬化的过氧化质产生。但是，皂角苷会造成机体碘的缺乏，而海带中富含人体必需的碘(每 100 克海带含碘 24 克)。由于海带含碘多，也可诱发甲状腺肿大，二者同食，让豆腐中的皂角苷多排泄一点，可使体内碘元素处于平衡状态。需要注意的是，海带性寒,脾胃虚寒者忌食。甲亢患者不宜吃海带。孕妇、乳母不宜吃过多海带,因为海带中的碘可随血液循环进入胎(婴)儿体内,引起胎(婴)儿甲状腺功能障碍。

5. 常用养生验方

(1) 海带煮豆腐

[成分] 干海带 60 克,水豆腐 250 克。

[制法] 海带用水浸发后切成长条,与豆腐共煮,再加入油、盐等调料即可。

[功效] 降脂降压、延年益寿。

[应用] 适用于更年期高血脂、高血压的预防,延长寿命。

(2) 海带冬瓜苡米汤

[成分] 海带 30 克,冬瓜 100 克,薏苡仁 10 克,白糖适量。

[制法] 将海带、冬瓜、薏苡仁同煮汤,用适量白糖调味食用。

[功效] 降血压、降血脂、清暑解热、利湿健脾、散结抗癌。

[应用] 适用于更年期高血脂、高血压及癌症淋巴结肿大者。

(3) 海带绿豆糖水

[成分] 海带 60 克,绿豆 150 克,红糖适量。

[制法] 将海带切丝与绿豆同煮汤,加适量红糖调味食用。

[功效] 补心利尿、软坚消痰、散瘿瘤。

[应用] 适用于更年期高血压、水肿、颈淋巴结核等病症者。

(十三) 紫菜

1. 紫菜的性味　味甘、咸,性凉。

2. 紫菜的营养价值　含蛋白质、脂肪、糖类、钙、磷、铁、胡萝卜素、维生素 B_1、维生素 B_2,维生素 C、多糖、烟酸等营养成分。

3. 紫菜的药用价值　具有软坚化痰、养心除烦、清热利尿、利水消肿、补肾等功效。主治瘿瘤、咽喉肿痛、咳嗽、烦躁失眠、脚气、水肿、小便淋痛、泻痢等病症。常食紫菜可防衰老、防贫血、治疗夜盲症、降低胆固醇。

4. 紫菜与其他药食的配伍　紫菜宜与鸡蛋搭配,可以充分补充维生素 B_{12} 及钙质。宜与甘蓝配伍,可以更好发挥其功效。不宜与柿子搭配,影响钙质的吸收。另外,因紫菜性寒,脾胃虚寒者应少食。乳腺小叶增生及各类肿瘤患者应慎用。

5. 常用养生验方

(1) 紫菜榨菜汤

［成分］紫菜 50 克,榨菜 100 克,胡椒粉适量。

［制法］将榨菜切丝,紫菜用清水泡开;锅内加肉汤 500 毫升烧开,倒入榨菜丝、紫菜,加适量精盐,汤沸片刻加适量胡椒即成。

［功效］清心开胃。

［应用］适用于更年期患者烦渴纳差、脘腹痞满、嗳气等病症者。

(2) 紫菜萝卜汤

［成分］白萝卜 250 克,紫菜 15 克,陈皮适量。

［制法］将萝卜洗净切丝,紫菜、陈皮剪碎,共放入锅内,加水煎煮半小时,出锅前加精盐、味精及醋即可。

［功效］软坚散结。

［应用］适用于更年期伴有甲状腺肿大及淋巴结核等病症者的辅助治疗。

(3) 紫菜虾仁馄饨汤

［成分］紫菜 30 克,虾仁 10 克,馄饨 30 个。

［制法］先煮馄饨,待九成熟,入紫菜、虾仁,再加适量精盐、葱花、姜丝等。

［功效］养心除烦、软坚利咽。

［应用］适用于更年期阴虚火旺所致的心烦咽燥之病症者的辅助治疗。

(十四) 淡菜

1. 淡菜的性味　味甘、咸,性温。

2. 淡菜的营养价值　淡菜的蛋白质含量高达 59%,其中含有 8 种人体必需的氨基酸,脂肪含量为 7%,大多是不饱和脂肪酸。另外,淡菜还含有丰富的钙、磷、铁、锌和维生素 B、烟酸等。所以有人称淡菜为"海中鸡蛋"。

3. 淡菜的药用价值　具有补肝肾、益精血、助肾阳、消瘿瘤、调经血、降血压的功效。适用于高血压病,动脉硬化,中老年体虚,瘿瘤(甲状腺肿),疝瘕,肾虚引起的腰痛、阳痿、盗汗、小便余沥、女性带下色白量多等病症。

4. 淡菜与其他药食的配伍　淡菜宜与韭菜搭配,淡菜能补五脏,益阳事,韭菜为补阳之物,协同作用效果佳,可用于阳痿食疗。宜与芹菜搭配,淡菜补肝肾之阴以制阳,芹菜平肝而降压,可用于肝肾阴虚,肝阳上亢所致的高血压病的食疗。

5. 常用养生验方

（1）淡菜炖狗肉

［成分］狗肉 250 克，淡菜（干）100 克，姜 10 克，胡椒 1 克，黄酒 10 毫升，盐适量。

［制法］将淡菜用开水发软，洗净，将狗肉洗净，切块；将淡菜、狗肉放入沙锅中，加生姜（切片）、胡椒、料酒、清水适量，用武火煮沸后，改用文火慢炖至肉熟，加精盐调匀。当菜食用，吃肉喝汤。

［功效］温补脾肾、助阳散寒。

［应用］适用于治疗更年期脾肾虚寒引起的阳痿、腹痛腹泻等病症者。

女性更年期食疗